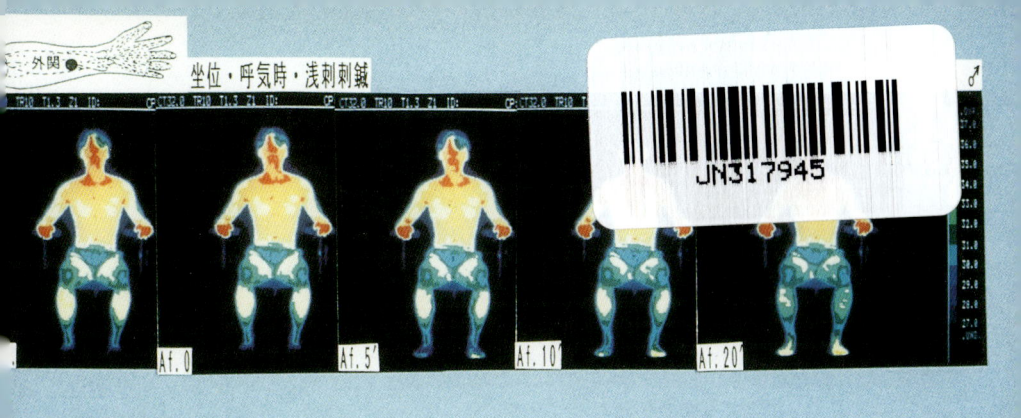

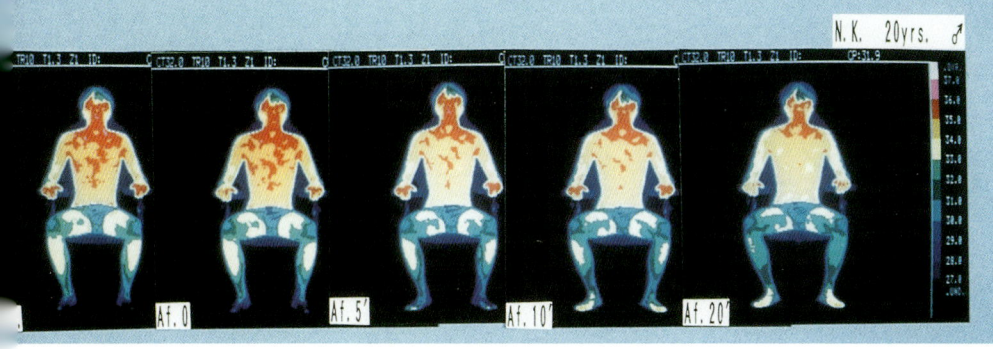

A：皮膚温の観察

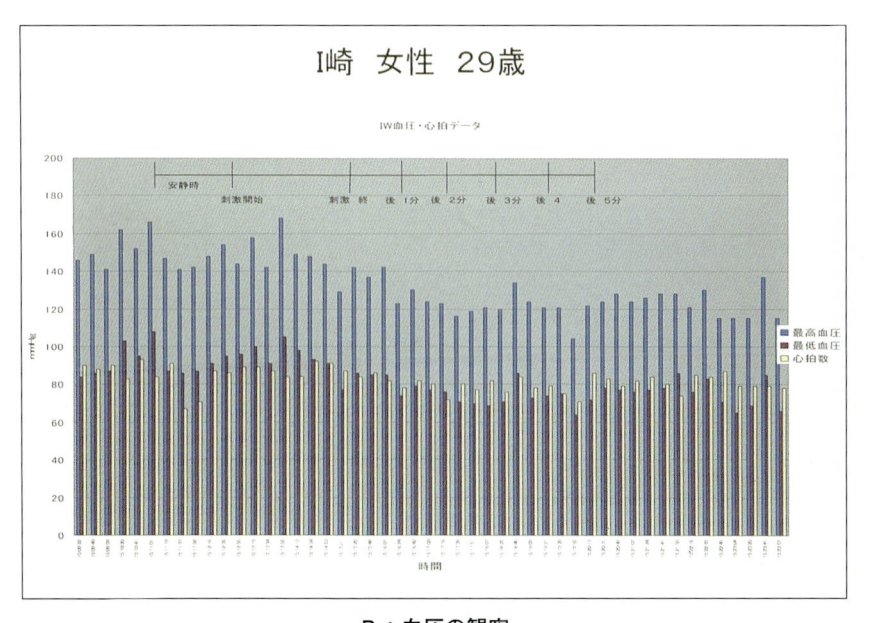

B：血圧の観察
●身体の治す力（調節力）により起こされる反応

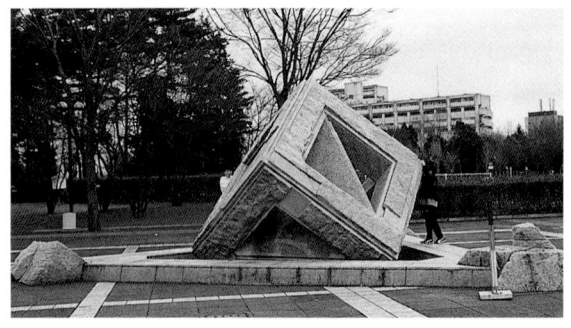

C：ゆるぎ石

口絵説明
A・B：身体の治す力（調節力）により起こされる反応
　皮膚・皮下組織刺激により、副交感神経機能が高まります。この反応が、呼気時に生体で高まる方向に変動している副交感神経機能とベクトルが合い同期し、生体自身の副交感神経機能を高める方向の変動を大きくします。ここに刺激による反応と生体機能との同期という現象があります。そして交感神経と副交感神経が共に変動（機能が高まるときには共に高まる）するという性質によって、高まった副交感神経活動に追随して交感神経活動が高まり、自律神経の調節する力が大きくなります。この大きくなった力の働きにより調節しきれないでいた身体の歪みが調節され起こされる反応がA、B、2つの写真の反応です。
●刺激はいずれも外関に20呼吸回分行っています。
　Aのサーモグラムでは、刺激後5分後から足部の血管拡張が見られます。
　Bの血圧の観察では、刺激2分間の最後のところから血圧の低下が始まっています。
●反応の特徴
　通常の刺激による血管の反応は、刺激開始と共に起こります。この刺激による血圧の反応は刺激開始後2分間弱の経過後に起こり始めます。
　正常に調節されているところには反応は起きません。十分に調節されていない部に起こります。
　リバウンドしない反応です。
　治す力、調節する力（恒常性保持機能）により起こされる反応です。浅刺・呼気時・坐位の刺鍼法による反応です。

C：ゆるぎ石
　重さ50トンあります。ネットと水で微妙に支えられています。石に手を当て力を入れて押してみます。何か動くような気配を感じます。この気配を察知して繰り返し押していると、50トンの石がゆさゆさ揺れてきます。力の同期を示しています。つくば市にあります。

臨床
鍼灸治療学

第2版

西條 一止 ◎著

医歯薬出版株式会社

This book was originally published in Japanese under the title of :

RINSHOU SHINKYUU CHIRYOUGAKU
(Clinical Triads of Acupuncture)

NISHIJO, Kazushi
    Professor Emiritus, Tsukuba College of Technology

©2005 1st ed.
©2013 2nd ed.

ISHIYAKU PUBLISHERS, INC.
    7-10, Honkomagome 1 chome, Bunkyo-ku,
    Tokyo 113-8612, Japan

第2版の序
守るだけでは伝わらない

　中村勘三郎（第十八代）さんの言葉です。中村勘三郎さんがなさったように、伝統鍼灸を伝えるための一歩を踏み出したのが、「臨床鍼灸学を拓く」（2003年初版）と2005年に出版された「臨床鍼灸学」初版です。

　本書の鍼治療の特徴は、何といっても「身体の自然の仕組みを用いる経験医術の真髄を生かした科学的鍼治療」です。そして「伝えることができる鍼治療」です。

　中村勘三郎さんは、「守るだけでは伝わらない」と言われていました。背中を押していただいた思いです。

　遺伝子研究の進歩が遺伝子レベルにおける「個に応じた医療」を急速に展開してきています。医療が大きな進歩を迎えようとしています。漢方薬、鍼灸は随証療法といわれ、個に応じた医療です。随証療法は身体が示す諸症状を群としてとらえ治療しようとする「個に応じた医療」です。経験的知恵による最も日常的な中から試みられてきた治療です。日本人の健康状態は年々有訴率が高くなっています。遺伝子レベルの新しい医療の発展が期待されると共に、日常的な不定愁訴に対する対応の必要性が高まっています。

　遺伝子が関わる病気の大半は、多くの遺伝子が複合的に関わるものであり、私たちが生きている環境条件の影響が大きな鍵を握っているとされます。まさに日常的な身体の不調に対する対策、健康を志向する生活習慣こそが大切なことのようです。

　さて、今回、大幅に増補し第2版の出版になりました。

　『臨床鍼灸学を拓く』、『臨床鍼灸治療学』をテキストとして、新宿鍼灸柔整専門学校、日本伝統医療科学大学院大学、盛岡医療福祉専門学校、平成医療専門学校教員養成科、東洋医療臨床技術大学校アカデミー、宝塚医療大学等で、「臨床鍼灸学」の講義を続けてきました。その間における指導の成果と学びが今回

の増補改訂になりました。

　1　江戸、明治そして今日への「鍼灸の技術革新と科学化」についての歴史的経緯を書きました。今日のわが国の鍼灸教育の原点です。

　2　刺鍼の基礎技術について書きました。刺鍼基礎技術がとても大切なことを痛感したからです。刺鍼の基礎技術がしっかりしていないと状況に応じた臨床技術に発展できません。しかも基本に忠実な基礎技術が大切です。

　3　鍼治療を組み立てる設計図を書きました。

　「臨床からの鍼の治効、6つのメカニズム」は、治療の6つの道具です。「基本的治療」で各患者に必要な治療を書き出す枠を決めました。そこで書き出された、患者に必要な治療を「実際の治療パターン」に位置づける仕組みも書きました。

　臨床家が頭の中で行っていることを順を追って書き出すようにしました。

　治療の順序に従って患者が治療を受ける姿勢とそのときに行う治療が行われる手順です。実際に行われる治療の姿が明確に示されます。

　4　自然鍼灸学治療で特に重要な刺鍼について深層背筋（多裂筋、最長筋）刺鍼、腹部刺鍼、大腰筋刺鍼、中殿筋刺鍼、足底筋刺鍼、合谷刺鍼、頸部刺鍼、背部刺鍼、肩甲下筋刺鍼など、具体的な刺鍼方法を書きました。

　臨床鍼灸の臨床力を高めるためのきわめて実践的な書物になりました。

　次の世代に自然鍼灸学による臨床鍼灸を伝えることができる書です。多くの人々にお読みいただき、臨床鍼灸実践力を培って国民の期待に応えられる鍼灸を提供していただけることを祈念します。

2013年1月　西條一止

序
治療者への道

　社会の変化が私を育てました。

　思いがけず、鍼灸を学ぶことになり教員資格も得て10年間、鍼灸を受け入れられず、好きになれず、とても定年までは勤められないと、どこかに活路を見いだそうともがいていました。昭和46年（1971年）、「鍼灸とは何か」という答えを自分自身のために見いだすために鍼灸の研究の道に入りました。そしてその年の夏、中国の針麻酔報道があり、全世界の医学界が、鍼灸を注目することとなり、インデックスメディカスに登場してくる論文数が、年間に10編前後であったものが、一気に100～200編に急増しました。鍼灸を取り巻く環境が一変しました。

　大学の助手としてスタートしたばかりの私は、鍼灸についてほとんど実績のない中で、あちこちの勉強会、研究会に参加させていただくこととなり、また、医学について東京大学医学部内科物理療法学教室で研修させていただいていたこともあって、医学的視点から鍼灸を見つめ検討する勉強を猛烈なスピードで行いました。昭和48年（1973年）には、厚生省の「特定疾患スモン研究班」がスモン患者に対する東洋医学研究を開始し、恩師芹澤は東洋医学の班長を務め、私が実務担当者として医学部の先生方とともに研究にあたりました。これは、私が平成11年（1999年）に筑波技術短期大学の学長になるまで続きました。

　医学的視点、科学的視点から鍼灸をとらえることで、私は救われました。そして「仕事が趣味か、趣味が仕事か」という生活が30数年続きました。
　30歳代、40歳代の、人を対象とする「末梢循環」、「自律神経機能」を指標とする実験研究が、日常状態下における人体の機能の理解に大きな役割を果たし、

鍼灸の臨床力を高めるのに大変役立ちました。実際に、臨床に従事するよりも応用力を磨くという点で、この実験研究は数倍の価値があると思います。若手の方々の臨床研修の過程に是非加えたいコースです。

恩師芹澤と23歳離れていたことが、40歳で東京教育大学理療科教員養成施設長を受け継ぎ、国立大学の教員という社会的財産を受け継ぐ結果となり、そのことから、当時の時代の厚生省、文部省、科学技術庁等の国家機関や、東京都が行う鍼灸関係の事業にほとんど参加し、多くの経験と研究の機会を与えられました。

社会的に可能な限りのチャンスを与えられ、種々のチャンスに追われることなく、チャンスに乗って多くを学び活かしてきました。

鍼灸の科学化の大きな起点になったのは、昭和57年（1982年）、筋まで刺鍼しての刺激時に起きる自律神経反応が、交感神経β受容体系機能を抑制し同時に副交感神経機能を高めることが自律神経遮断剤によって判明したことです。

この同時に起きている2つの自律神経反応の各々を分けようというのが次の課題でした。私の40歳代は、平成4年（1992年）にこの課題に成功するまでの、人体機能と向き合った10年間でした。それが、人体がもつ自然と自然のリズムへの目を開かせてくれました。

2つの自律神経反応を分離することに成功して生まれたのが「浅刺・呼気時・坐位の刺鍼法」であり、生体の調節力を高め、自然治癒力を高める生体への刺激法の誕生です。この間、1985年につくば科学博が開催され、「ゆるぎ石」をつくってくれました。私はその大きな意味に気づかないまま、朝夕、大学に通勤しながら眺めていました。そして、1992年にハッとその意味に気づき、運命的な出会いを感じました。

私が自然治癒力への関わり方を身につけた平成4年に、筑波技術短期大学が

付属診療所と鍼灸施術所を開設し、そこで本格的な臨床実践活動に入りました。同年に気管支喘息患者の臨床研究から、低周波通電療法が生体に特定の反応をつくるのではなく、自律神経機能の変動しやすさをつくっているのであり、その後の生体反応は治療を受ける体位が決めているという、治効メカニズム5、6の開発となります。そして、平成5年（1993年）には、「生体機能を活用する治療」「生体機能活用治療学」などの言葉を使い始めました。

　臨床からの鍼の治効：6つのメカニズムの4、5、6の開発です。

　私が臨床研究をできる場、臨床眼力を磨く場、臨床実践を行う場、みな実にタイミング良く提供されたことが、この「科学的視点」に立った「臨床鍼灸治療学」を誕生させました。社会の変化、力が、要請がつくらせたものです。

　本書は、大変恵みを受けた私の40数年の職業人人生の成果です。社会に還元され、貢献してくれることを願います。

　あらゆるものに感謝の書です。

　本治療学の理解には前著『臨床鍼灸学を拓く』（医歯薬出版）が役立ちます。ぜひ熟読していただくことを勧めます。

平成17年（2005年）春　西條一止

目　次

口絵
第2版の序／守るだけでは伝わらない　iii
序／治療者への道　v

序　　論 ……………………………………………………………… 1

第1部　臨床鍼灸治療学基礎　　17

■第1章　臨床鍼灸治療学総論 ………………………………… 17

第1節　鍼灸治療 ………………………………………………… 17
　1．治療法の種類　17
　2．治療者として必要な条件　18

第2節　診察と治療 ……………………………………………… 19
　1．診察法の特徴　19
　2．治療法の特徴と原則　21
　3．治療の適否と限界　30
　4．予後の判定　32
　5．リスク管理　33

第3節　記録と評価 ……………………………………………… 34
　1．記録法　34
　2．評価法　35

第4節　治療計画……………………………………………………36
　1．治療と検査計画の立て方　36
　2．患者管理の問題点　37
　3．医療機関、施術所との協力　38

■第2章　鍼灸治療の基礎……………………………………………39

第1節　診察、病態把握の要点……………………………………39
　1．医師による医療の必要性の判断　39
　2．鍼灸に必要な西洋医学の診察　39
　3．診察、病態把握、治療に用いられる関連性の仕組み　40

第2節　鍼灸治療の基本……………………………………………42
　1．臨床力を高める刺鍼基礎力　42
　2．刺鍼時の生体反応　44
　3．日常生活状態と自律神経機能の変化から見た治療のあり方　45
　4．訴えに対する局所治療と遠隔部治療　46
　5．低周波通電療法　47
　6．低出力レーザー治療等　49
　7．生体防御の仕組みと鍼灸治療の関わり　49

■第3章　臨床からの鍼の治効、6つのメカニズム…………52
　　　　－生体機能を活用する治療学－

第1節　科学的鍼灸治療法の構築…………………………………52
　1．鍼灸臨床の構造と科学的取り組み　53
　2．科学的取り組みの心　53

第2節　鍼の治効、6つのメカニズム……………………………………… 54
　　1．組織破壊による生体防御機転の刺激　55
　　2．筋への刺鍼により、筋の過緊張を緩和し、血液循環を良くする
　　　刺鍼局所作用　56
　　3．筋刺激による交感神経を遠心路とする反射機転　58
　　4．皮膚・皮下組織刺激による副交感神経機能を主体的に高め、
　　　自然治癒力を高める機転　60
　　5．閾値下刺激の鍼治療における意味　63
　　6．自律神経機能を方向づける治療のまとめ　68
　　7．「鍼の治効：6つのメカニズム」それぞれの特徴　71

■第4章　治療の実際 ……………………………………………………… 78

第1節　種々の訴えに対する治療の基本的な考え方…………………… 78
　　1．東洋医学の証の意味と現代的な価値　78
　　2．治療の構成、標治法と本治法　79
　　3．組織損傷があると考えられるときの治療の考え方　80

第2節　自然鍼灸学と基本的治療の体系………………………………… 81
　　1．基本的治療の体系　81
　　2．基本的治療法の目的と手順　82
　　3．「自然鍼灸学」と治療の実際　87
　　4．自然鍼灸学、基本的治療と治療の実際　89
　　5．自然鍼灸学鍼治療に用いる基本的刺鍼法　91
　　6．30分で行う鍼治療の仕組みの基本的考え方　97
　　7．種々の訴え、疾病に対する治療の組み立て　100

第2部 症候別治療論　101

■第5章　内科疾患系症状治療論　103

第1節　呼吸器の訴え　103
1．呼吸器の訴えの診察　103
2．呼吸器の訴えに対する治療　104
3．鼻づまり、鼻水　105
4．咳、痰　108
5．風邪　109
6．扁桃炎　110
7．気管支喘息　112

第2節　循環器の訴え　116
1．循環器の訴えの診察　116
2．心臓に対する治療とその考え方　117
3．末梢循環障害に対する治療とその考え方　118
4．動悸、不整脈　120
5．浮腫　120
6．高血圧　122
7．低血圧　129

第3節　消化器の訴え　132
1．消化器の訴えの診察　132
2．消化器の訴えに対する治療　133
3．食欲不振　134
4．種々の消化器症状　136

第 4 節　泌尿・生殖器の訴え……………………………………………… 141
　　1．泌尿・生殖器の訴えの診察　141
　　2．泌尿・生殖器の訴えの治療　141
　　3．夜尿　142
　　4．月経痛　144
　　5．更年期障害　144

第 5 節　脳、神経の訴え…………………………………………………… 146
　　1．頭痛　146
　　2．目の疲れ　150
　　3．めまい、耳鳴り　153
　　4．精神不安（いらいら）、抑うつ状態（落ちこみ）、不眠　154
　　5．神経痛　154
　　6．自律神経失調と心身症、神経症　155
　　7．パーキンソン病　157
　　8．スモン　157
　　9．脳血管障害　164

第 6 節　皮膚の訴え………………………………………………………… 164
　　1．皮膚と鍼灸治療　164
　　2．アトピー性皮膚炎（痒み、皮膚のざらつき）　165

第 7 節　全身的一般症状…………………………………………………… 165
　　1．冷え　165
　　2．疲労と倦怠　176
　　3．微熱　185

第8節　小児と高齢者の治療…………………………………………… 185
　1．小児の治療　185
　2．高齢者の治療　185

■第6章　運動器疾患系症状治療論 ……………………………………… 188
　1．腰痛　188
　2．頸肩腕痛　210
　3．背痛　225
　4．運動痛　225
　5．変形性関節症　227
　6．五十肩　234
　7．炎症性関節痛　236
　8．捻挫　238
　9．関節リウマチ　240
　10．肩こり　256

　　おわりに……………………………………………………………… 263

　文献一覧　265
　索引　273

序　論

　鍼灸は経験医術の1つであり、経験医術とは、数千年、数万年、数百万年の人類の歴史、そして、生物の歴史、生命の歴史をたどるものであることを学んでほしい。

経験医術への畏敬

　自然界にある生物は、種々の食物を食べて生きている。当たり前のことであるが、調査してみると、上手に毒物を避けている様が明らかにされる。このような知恵は、どのようにして獲得されたのであろうか。今、生きている生き物の多くは、親が子に生きる術を伝えている。しかし、最初にそれらの知恵を与えた親は誰か。また、親と一緒に生きる期間のない生き物はどのようにしてその生きる術を受け継いでいるのか。それを「本能」と呼んだとしても、自然界の不可思議である。

　経験医術は、生命の歴史の中で培われてきたものである。生命の不可思議につながるものである。生命に対する畏敬の念なくして経験医術には取り組めない。

　漢方薬と鍼灸は、どちらの歴史が古いのであろうか。薬の起源は、食事にある。そのことを考えると、食べて元気になるということは、生活とともにあることである。食欲のないときに、何とか食べられる物、食べて元気になる物を求めた努力の歴史が、特殊な効能をもつ薬物の発見となったことは想像できそうである。伝えられてきた経験医術がどのような過程を経てきたかを考えることは、正しく経験医術を理解する上で大切なことである。このことを心に深く刻んでこれからの学習に臨んでほしい。

常に考え、常に感じとろうとする、学ぶ姿勢こそが治療者として最も大切なところである。

人体がもつ自然のリズム

地球の誕生から46億年、生命の誕生から40億年、生命は、40億年かけて現在の多くの生命体に進化している。各生命の個体は死ぬけれども、生命は連続されている。

1．自然のエネルギーによる自然のリズム

生命は、40億年積み重ねた歴史をもっている。計り知れない時間の長さである。40億年の長い歴史をもって私達1人1人が今、存在している。

太陽系のなかで地球は365日で太陽の周りを1周する。これが1年である。地球は北極と南極を軸として24時間で1回転しながら太陽の周りを回る。このために太陽に向かう面の昼と太陽の反対側を向く面の夜とができる。1日のリズムである。また、地球の自転軸は、地球が太陽を回る面に対して垂直な軸から23.4度傾いている。これにより四季のリズムが生まれる。

1日のリズム、1年の四季のリズムは、生命の源ともいえる太陽エネルギーにより支配されている。太陽エネルギーは、紫外線、可視光線、赤外線として地球に届いている。太陽エネルギーが地球に供給され、1年の四季のリズム、1日の昼夜のリズムが生じ、生命活動の元をなしている。

地球と月との関係では、月は27.3日かかって地球の周りを1回転する（恒星月）。月は太陽のようにエネルギーを放射していないが、太陽とともに地球に引力として影響を与えている。海の潮の干満がその典型例であるが、月の引力は太陽の2倍の強さで地球に関わっているといわれる。同じ力が地球上のあらゆるものに影響している。28日のリズムは、引力による月が支配するリズムである。

２．動物に見られる自然が伝える生命の知恵

　40億年の生命の歴史は遺伝子として伝えられている。

　形態と機能が遺伝される。機能の上で生活上の行動を本能という。ヒトにおける食欲、性欲、集団欲などである。動物も、本能の上に学習された生きる知恵をもつことが多くの動物で知られている。毒を含む部分を食べない知恵をもつ動物（ゴリラなど）も報告されている。チンパンジーは、成熟メスの膣に指を差し込み発情を調べている。サルとともに進化してきたヒトも、サルがもっていた生きるための知恵をもっていたと思われる。しかし、現代人は動物がもっていたこれらのほとんどを失っている。今では核家族化し、家庭のなかで伝えられてきた社会生活上の知恵も多く失われようとしている。

３．人間に見られる自然のリズム

　人間の生理機能はほとんど１日のリズムで変化している。生体のリズムに合わせて薬を用いようとする研究が進んでいる。このように１日のリズム（サーカディアンリズム）が医学的によく研究されている。

　人間の脳にある「体内時計」は、１日24時間のリズムをもっている。

　28日のリズムをもっている健康な成熟女性の月経周期は、27日から29日であることが多い。

４．人工のエネルギーによる自然のリズムの乱れ

　CO_2などによる地球温暖化、都市部のヒートアイランド現象などは、四季の気象リズムに影響する。これらはあらゆる生物体に影響を与えている。一方、電気による照明の獲得が、人間社会を中心として昼夜の１日のリズムを乱している。

　街路樹、公園など、人工植樹による生育条件の良くない木々は降水量リズムの乱れに枝を枯らして泣いている。動植物に見られる自然リズムの乱れによるものである。

5．日本人の健康障害

平成13年の国民生活基礎調査によると、日本人の健康障害として、自覚症状のあるもの（有訴者）が推計4,055万人、国民の3人に1人とされている（表1）。

表1　日本人の健康障害

主な健康障害	人数*
腰痛	1,210万人
肩こり	1,170万人
手足の関節が痛む	742万人
咳や痰が出る	706万人
体がだるい	618万人
いらいらしやすい	381万人
眠れない	345万人

＊重複あり

自然のリズムを主体とする生活術

自然のリズムを基調とした生活を取り戻し、自然創造物としての人体の仕組みを活用する心身のケアをする。

1日のリズムは、朝起きる時間を決めるところにある。休息の代表である夜の睡眠は健康な生活に欠くことのできないものである。人間社会における諸々のことよりも優先されて大切にされる価値あるものである。日本人の平均睡眠時間は、6.5時間である。

東京の8月の日の出時間は5時前である。日の出時刻頃に起きる早起きが望ましい。

平均睡眠時間を6.5時間として、22時30分に就寝する。22時30分などと書くと現代人は夜型にシフトした生活時間になっているので、驚く人も多いと思うが、朝5時に起きれば朝の貴重な時間を確保できる。どの時間帯で寝るかの問題であり、起床を日の出少し後にするということは、1日のリズム形成には有利である。

自然の力を主体とする鍼治療

私たちの生活は自然から乖離し、あまりに人工化した。自然の中で培われていた種々の命を育む力が弱くなり心身に不具合が生じている。

日本の鍼灸は、明治の時代に、自然の力を主体とする経験医術から西洋医学

的な物理療法になった。それは物理的刺激を用いて生体に何らかの反応をつくり、生体機能を揺り動かし不具合を改善している。

　刺鍼の作用の1つは、筋等の過緊張を緩める作用である。これは多くの痛みを改善させ、疲労を回復させる。もう1つの作用は、刺激によって生体機能を揺り動かす。その刺激による反応の落ち着く先を決めているのは、恒常性保持機能である。

　日本人が好む入浴は、最もポピュラーな健康法である。しかし、風邪を引いたときには、今日は風呂に入らずに早く休みなさい、という。刺激療法だからである。風邪を引き、恒常性保持機能に異常をきたしそうなときには、入浴による反応を正常に収束させることができないのである。刺激療法は、恒常性保持機能が健全に機能する健康な生体という前提があってこそ健康状態を保てるのである。

　病気のときに行うことのできる鍼治療は、生体自身の治す力（恒常性保持機能、調節力、適応力、防御力）を高めることを主体とする治療である。

　経絡治療といわれる全身調整の治療は、生体の治す力を高めている。そのことを井上雅文（日本伝統鍼灸学会学術部長）氏達との共同実験研究で確かめた。21世紀社会の、生活習慣病の予防に力を発揮できるのは、治す力を主体にできる鍼治療である。

　治す力を主体にできる鍼灸教育、臨床教育の立て直しが社会の期待に応えるために急務である。

1. 身体の「治す力」を生かす

　身体の「治す力」を高める治療には、次の点が重要である。

　①刺激の場は、皮膚、皮下組織である。上肢、下肢の末端がより有効である。しかし、全身各所への刺激で起こせる。

　②刺激を与えるタイミングは、呼気時である。呼気時には、生体の副交感神経機能が高まる反応をしている。この生体の副交感神経リズムに働きかけ、このリズムを高めることが治療に関わる力である。呼気時刺激だけではなく、連続刺激でも反応をつくれる。井上氏は呼気時、吸気時ともに行う連続刺激を用

いて実験に参加され、反応をつくっておられた。連続刺激は、呼気時刺激より反応が小さくなる。しかし、反応が小さいことは劣ることではない。

　③治す力を高める生体の反応は、副交感神経が主体的に活動し、その働きを高める反応である。そのためには、交感神経機能の支援が必要である。交感神経が積極的に反応してはいけない。交感神経機能は、副交感神経機能よりも強い反応である。したがって、交感神経機能が積極的に作用すると副交感神経機能が育たない。

　交感神経機能をわずかに高める条件として、交感神経機能の支援をさせる方法は、坐位を体位に用いることである。立位、坐位は身体の活動を高めるように方向づける。自然の流れのなかで交感神経機能を高めるようにし向けるのである。このような状況のなかで、副交感神経機能を高めようとするとよく反応する。しかし、井上氏は臥位のまま治療を行い、治す力を高める反応をつくっていた。それはわずかに交感神経機能を刺激していたのである。交感神経機能のα受容体の機能をわずかに刺激し、刺激が終わるとすぐに元に戻る程度のごく軽い刺激である。そのことによって、西條が坐位を用いていることと同じ効果を引き出していた。

　この治す力により引き起こされる反応は、身体のすべてが反応するのではなく、異常のあるところが正常な方向に動こうとする反応であり、正常なところは反応しない。

２．身体の不具合が改善できる「方向への道筋」をつける

　患者の種々の訴え、ひずみ等の症状をどのように改善させるかということは、生体の反応の方向づけである。機能を高めるのか、低下させるのかである。これをどのように選択的に確実にできるかである。この方向づけを生体自身に任せるのである。

　生体には、坐位、立位であると機能を高める方向に動こうとする仕組みがある。したがって、生体の機能を高めたいときには、患者を坐位にして治療をすると患者の生体機能を高める方向に反応する。機能を正常に高められないことから症状が出ているので、その低下しているところを高めてくるというわけで

ある。特定の力を加えて高めるわけではない。坐位の状態で本来の高まりに近づいてくることから行き過ぎは起こらない。機能を低下させたいときには、臥位にして治療をすることである。

2-1　身体に適度な緊張をつくる

　機能を高める、低下させるという方向を決めるのは交感神経の反応である。患者の体位を坐位で行うことで交感神経機能の適度な緊張をつくる。

　典型的なケースは、気管支喘息の発作中の患者への治療である。気管支喘息などで症状が変化するには、少なくとも10から20分の時間が必要である。そのために低周波鍼通電療法を行う。合谷－孔最が最も使いやすい。低周波鍼通電療法を坐位で行うと脳貧血を起こすことがあり、治療にならない。しかし、長坐位（座椅子に腰掛けた状態）でならば脳貧血は起きない。低周波鍼通電療法を行っていると自律神経機能の変動しやすさが高まってくる。変動しやすさが高まるのには一定の時間が必要である。

　置鍼も自律神経機能の変動しやすさをつくる。全身的な自律神経機能の変動しやすさをつくるのには手足の末端が有効である。交感神経系を動かすには手足の末端で筋刺激が可能なところがよい。それが合谷である。

　全身的な自律神経機能の変動しやすさをつくる置鍼と局所療法としての置鍼は区別して考える。

2-2　身体の過緊張を緩める

　交感神経機能の過緊張を緩めるには、患者の体位は臥位で行う。臥位は、生体の機能が低下する方向に変化する。しかし過緊張が続くと、緊張を解いてもよい状況になっても緊張が解けない状態に陥る。そのような状態において自律神経機能の変動しやすさをつくってやると、臥位の状態において生体機能の方向性として過緊張が解けやすくなる。

3．刺鍼し、不具合のある身体局所の変動しやすさをつくる

　刺鍼刺激は生体の自律神経機能の変動しやすさをつくる。刺鍼に低周波など

を用いての時間要素を加えると、生体が示す種々の症状に変動しやすさをつくれる。変動しやすさをつくってそれに方向性を与えないと、反応はどちらに向いてしまうかわからない。実際に、合谷－孔最の低周波治療を長坐位で行えば気管支喘息の発作を止められるが、同じ治療を臥位で行えば、発作を誘発する。低周波による治療が特定の反応をつくるのではないのである。臥位か坐位かという生体の体位の状態が、発作を止めるか誘発するかを決めている。人体を含めての自然がもっている仕組みである。生体反応に方向性を与えることのできるのは、1つは「治す力」であり、もう1つは交感神経機能と体位による。この2つの自然の仕組みが鍼灸治療の反応を整理し、治療的に必要な反応にしてくれている。

　名人といわれる人は、独特の手技により生体の反応性を調整しているかもしれない。名人の手技は修得するには時間がかかる。名人の手技がなくても、上記の自然の仕組みを活用すれば、単なる刺激療法ではなく、それぞれの場に応じた自然の力を主体とした治療ができる。

日本鍼灸の技術革新と杉山和一の偉業

日本鍼灸の技術革新と科学化：今、求められる経験医術の真髄

　わが国の伝統医療である鍼灸は、6世紀以降に中国から伝えられたものである。1,500年あまりの年月の中で、わが国独自の技術革新、医学革命、科学化がなされ発展している。

1．わが国における17世紀の鍼術の技術革新（第一次技術革新）

　17世紀の後半、「痛くなく刺鍼をする」という技術において、視覚障害のあった鍼師である杉山和一（1610～1694）は、鍼管と称する管を用いて、痛みを感ずる皮膚を瞬時に鍼を通過させる画期的な方法を創案した。これは鍼医療術における大きな技術革新であり、刺鍼法を一変させ、日本独自のものとして発展させ今日に広く伝えられ行われている。

　起源を一にする中国の刺鍼法も技術革新が行われ、押手を廃し、離れたとこ

ろから、勢いよく瞬時に皮膚を通過させる手法となった。この鍼の刺入時痛を改善させる技術革新の違いが、今日の日本の鍼と中国のハリの違いをつくりだしてきている。

杉山和一による管鍼法という切皮時の刺鍼法がもたらした技術革新は、中国の技術革新に勝るとも劣らぬものであり、その後の日本の鍼の特徴を方向づけ、より微細な軽微な刺激を用いるものとなり発展してきている。

体壁から身体の機能を調節しようとする鍼灸術を考えるとき、より軽微な刺激により効果を期待できることは多くの人々が期待するところである。治療においての苦痛は、避けられないという条件の中で我慢されるものである。多くの治療技術の中において鍼灸の位置を考えるとき、より軽微な刺激により効果を期待することは日本の鍼灸治療の持つ大きな特徴となると考える。

杉山和一の考案した管鍼法は、世界の鍼灸術の主流として発展する手法となるものと考える。杉山和一の管鍼法は、鍼療法における世界的な創案であり、いずれ世界で用いられるものとなる。

2．日本の鍼の特徴

2-1　道具としての特徴

道具として用いる鍼は、細く繊細なものとなっていった。

2-2　刺鍼作業の特徴

刺鍼の部位を手指で入念に触察し、刺鍼し刺激対象とする組織、器官を特定する。鍼を持つ手を「刺手」と反対の手を「押手」として用い、刺鍼作業を安定させ、刺鍼中の生体反応を触知させ、刺鍼による不要な刺激を避ける軽微な刺激の刺鍼法となった。

2-3　生体作用の特徴

「痛くなく」、「軽微な刺激」を用い、生体機能を整える。

3．日本の鍼の特徴と視覚障害者

17世紀における鍼の技術革新を行った杉山和一は、視覚障害者であったが、鍼の名人となり、徳川幕府の5代将軍綱吉の鍼侍医であった。触れて生体の反応を観察するという刺鍼技術は視覚障害者に可能な治療技術となっていた。

徳川幕府は、杉山和一の業績を高く評価し、屋敷を与え、幕府公認で「鍼治講習所」という鍼灸の教育機関を1683年に開設させた。「鍼治講習所」は、1871年（明治4年）に明治政府が閉鎖するまでおよそ200年間、視覚に障害のある人と障害のない人をも含めて、鍼灸の教育を行った。

1683年に開設され、視覚障害者に鍼灸、あん摩の職業教育を行った「鍼治講習所」の業績は、ヨーロッパで障害者に職業教育を行うより100年早いものであった。

この「鍼治講習所」における視覚障害者に対する鍼灸、あん摩の教育の実績と伝統が、今日までわが国の視覚障害者教育に大きな力となり、世界に類を見ない実績を持っている。

わが国は、1880年代に盲学校を開校し、職業教育として鍼灸、あん摩の課程を設置し、今日まで視覚障害者の職業自立を図ってきた。世界で日本のみが視覚障害者の鍼灸業を可能にしてきたが、杉山和一による鍼術の技術革新による日本の鍼の特徴と「鍼治講習所」における教育の実績と伝統が大きな礎となっている。

4．明治維新におけるわが国の医学革命と鍼灸の変革（第二次技術革新）

明治維新（1867年）におけるわが国の医学革命と鍼灸の変革（第二次技術革新）により、わが国の明治政府はそれまでの中国系医学からヨーロッパ系医学へと医学革命を行った。鍼灸もその影響で、中国古代の医学体系を捨て、近代医学化が図られた。

4-1 明治（1880年代）における鍼灸の近代医学化

1880年代に日本には盲学校が開校され、「鍼治講習所」の名残から、関係者

に鍼灸、あん摩教育への期待が高まった。しかし、明治政府の方針は中国系医学の廃止であったために、明治政府は、視覚障害者の職業自立のために、中国系医学体系によらない近代医学化した「鍼灸、あん摩教育」を盲学校に求められる職業教育として位置づけた。

4-2　明治時代の鍼灸の近代医学化の特徴

1）中国古代医学体系から近代医学体系への改革

近代医学の基礎医学、臨床医学に経絡経穴、鍼灸の実技をのせ、東洋医学については概論にとどまったものとなった。極めて不完全ではあったが、わが国の鍼灸には、近代医学の体系化が図られた。

2）生体機能を主体とする経験医術から物理的刺激を用いる刺激療法へ

この改革による教育は鍼灸医学、あん摩医学としての体系を捨てたものであったために鍼灸・あん摩という物理的刺激による刺激療法となったものである。近代医学の理学的検査を導入し、鍼のねらい打ちできる特徴を生かした、痛みを主訴とする運動器系愁訴に対する勝れた治療法となった。

経験医術の真髄である生体機能を主体とするところは置き去りにしたけれども近代医学体系としての第一歩の改革がなされた。

5．平成（21世紀）におけるわが国の鍼灸の科学化と革新（第三次技術革新と科学化）

経験医術の真髄である「身体の治す力」、「生体反応の方向性への指示」が、近年の著者らの研究で科学的に解明された。今、わが国の鍼灸には、世界で初めての経験医術の真髄を備えた近代医学体系による「鍼灸学」が誕生しようとしている。

6．日本医療改革の新しい担い手は、鍼灸師であるという確信

鍼灸は、わが国において実質的には医療から外れている。視覚に障害のある人達の教育機関を除いては、国公立の教育機関はない。公的に鍼灸師を養成しようとはしていない。

統合医療の流れは、病気の治療に生体の治す力を活用しようとするものである。現代医学には身体の力を活用する視点は希薄である。経験医術は、生体の治す力が主体の治療である。その力を取り入れようというのが統合医療の流れである。

　日本における医療の、患者の大半を占めるのはかつて成人病といわれ、今、生活習慣病といわれる慢性疾患である。これらの疾患は、成人病対策としての対応、早期発見、早期治療では、患者を減らすことはできないと判明し、生活習慣を好ましいものにすることで予防し改善させなければならないという判断になった。

　そこで本当に求められているのは、症状に対する対症療法ではなく、身体の元から改善させる身体の状態を作ることである。

7．代替医療はプラセボ効果か

　「代替医療はプラセボ効果か」（『代替医療のトリック』　新潮社）という評価が世界にある。鍼灸もその中に含まれている。本物の治療をできないと社会を納得させられない。日本の本当の鍼灸、自然鍼灸学による鍼灸治療は、身体の仕組みを活用するとともに自然の仕組みを主体とする本物の鍼灸治療である。プラセボ効果ではない。しかし臨床においては、プラセボ効果も最大限に活用する。プラセボ効果は、身体が持っている自然の力（薬だと思って飲めば偽薬でも痛みが改善する反応が身体に起きて苦痛を和らげてしまう力）による反応の効果である。経験医術の効果は本来、身体の力を活用する医術である。鍼灸は、身体の力を引き出す方法に専門性がありプラセボ効果以上の効果を期待できるということである。

生体の自然の仕組みを応用する鍼灸：自然鍼灸学

　鍼治療は、体壁にのみ直接作用するので、体壁の骨格筋の不具合には直接働きかけることができる。しかも日本の鍼治療は、問題のある筋を触知し狙い打ちするので筋の不具合による痛み等には優れた効果を発揮する。しかし、内科

疾患等、病態に直接刺鍼できない状況では、身体の何らかの仕組みを介して働きかけなければならない。したがって、内科系の訴え、自律神経系の訴えなどには身体の仕組みを活用する理論が必要である。

　西條は長年の実験研究、臨床研究によりこの理論を体系化した。運動器の訴えに対する治療も、身体の仕組みを活用することでさらに効果的になるのは当然である。

1．物理的刺激による基礎的生体反応と身体の仕組みによる臨床的生体反応

　物理的刺激はその刺激の種類により、有効刺激であれば生体反応をつくる。しかし、その反応は、生体の仕組みにより修飾されて臨床的反応が生起される。

2．身体の仕組みⅠ：姿勢と交感神経（生体機能に方向性を与える反応）（図1）

　人類が直立二足歩行を開始することで、生体は重力の強い影響を受けることになった。

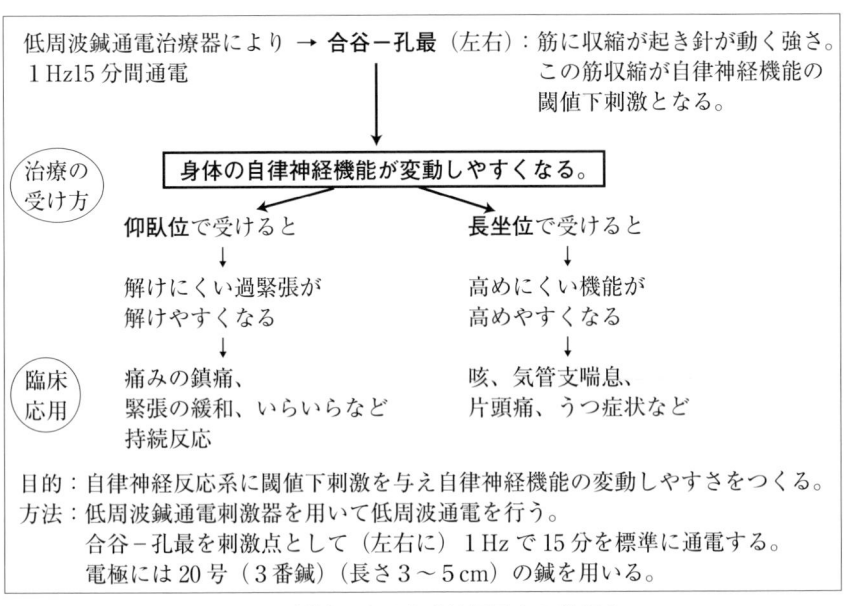

```
低周波鍼通電治療器により → 合谷－孔最（左右）：筋に収縮が起き針が動く強さ。
1 Hz 15分間通電                            この筋収縮が自律神経機能の
                                           閾値下刺激となる。
                           ↓
治療の    　　　　  身体の自律神経機能が変動しやすくなる。
受け方
           仰臥位で受けると          長坐位で受けると
               ↓                        ↓
           解けにくい過緊張が       高めにくい機能が
           解けやすくなる           高めやすくなる
               ↓                        ↓
臨床       痛みの鎮痛、             咳、気管支喘息、
応用       緊張の緩和、いらいらなど 片頭痛、うつ症状など
           持続反応

目的：自律神経反応系に閾値下刺激を与え自律神経機能の変動しやすさをつくる。
方法：低周波鍼通電刺激器を用いて低周波通電を行う。
　　　合谷－孔最を刺激点として（左右に）1 Hzで15分を標準に通電する。
　　　電極には20号（3番鍼）（長さ3〜5cm）の鍼を用いる。
```

図1　刺鍼による交感神経反応の仕組み
―閾値下刺激により誘起される交感神経を主体とする反応―

この地球の重力による生活環境は、宇宙時代を迎えてみると特殊な環境条件であることが明らかである。したがってその環境条件で進化してきた生物には、特殊な仕組みがある。

　臥位から立位への体位変換時の自律神経機能の変化は、交感神経が主体的に変化し、身体を立位姿勢にすることでリアルタイムでその緊張を高め、臥位になるとその緊張を低下させる。交感神経機能に働きかける手がかりは体位にある。機能を高めるのは立位、緊張を解くのは臥位である。閾値下刺激として働きかける物理刺激は自律神経機能の変動しやすさをつくり、反応の方向性は姿勢が選択する。

３．身体の仕組みⅡ：呼吸リズムと副交感神経（生体の治す力）（図２）

　２億２千万年前、大恐竜時代の始まりに、哺乳類が誕生し、大気中の酸素濃度の低い厳しい環境条件の中で生き抜くため、呼吸機能を高める横隔膜と腹式呼吸の獲得が生命機能の基本を支配する副交感神経機能と強い関係を持った。副交感神経は呼気時にその機能を高め、吸気時に低下させるリズムで変化している。この機能を基調として、生体機能を同期、同調させることで自律神経機

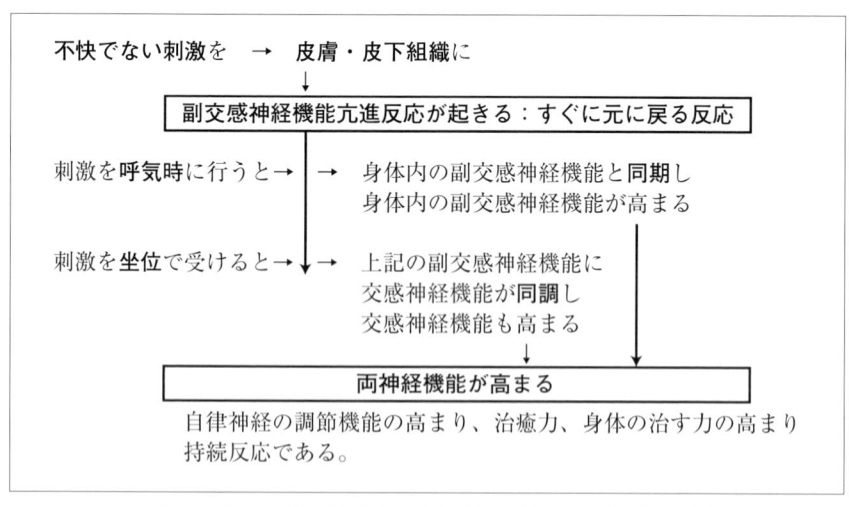

```
不快でない刺激を    →    皮膚・皮下組織に
          ↓
    ┌─────────────────────────────────────┐
    │ 副交感神経機能亢進反応が起きる：すぐに元に戻る反応 │
    └─────────────────────────────────────┘

刺激を呼気時に行うと→  →  身体内の副交感神経機能と同期し
                          身体内の副交感神経機能が高まる

刺激を坐位で受けると→ →  上記の副交感神経機能に
                          交感神経機能が同調し
                          交感神経機能も高まる
          ↓                            ↓
    ┌─────────────────────────────────────┐
    │           両神経機能が高まる            │
    └─────────────────────────────────────┘
        自律神経の調節機能の高まり、治癒力、身体の治す力の高まり
        持続反応である。
```

　　　　図２　刺鍼（物理的刺激）による副交感神経反応の仕組み
　　　　　　　　　　　―身体の治す力―

能を高めることができ、生体の種々の歪みを改善する。生体の調節する力、治す力である。

4．身体の仕組みⅢ：刺激による交感神経反応の仕組み

① 交感神経α受容体系反応
　刺激受容の場：皮膚。反応：α受容体系機能亢進反応
② 交感神経β受容体系反応（メカニズム3：M3）
　刺激受容の場：筋。刺激の仕方：筋に刺鍼し、雀啄刺激。
　反応：交感神経を遠心路とする体性－内臓反射等。
③ 筋、血管の緊張緩和反応（メカニズム2：M2）
　筋への刺鍼。反応：軸索反射を主体とする反応。

5．刺鍼と痛み刺激時の自律神経反応の違い

●通常に筋に刺鍼する刺激の自律神経反応は
　　　交感神経α受容体系機能の亢進
　　　　　〃　β受容体系機能の抑制
　　　副交感神経機能の亢進が起きる。
●痛み刺激時
　　　交感神経α受容体系機能の亢進
　　　　　〃　β受容体系機能の亢進
　　　副交感神経機能の抑制が起きる。

第1部
臨床鍼灸治療学基礎

■第1章　臨床鍼灸治療学総論

　患者が初診でみえてから治療を終了するまでの間において治療者として多くのことを行わなければならないが、ここでは、鍼灸治療学の総論として診察と治療に関わる基礎的な事項を総括する。

　臨床的事項を学ぶなかで、臨床に従事する治療者としての心構えを培うよう努める。

　鍼灸治療が対象とする不定愁訴は、人が存在すればどこにでも存在するものである。治療者として貢献できる対象がどこにおられるかを、最も身近なところで見つけることのできる心こそが、臨床家への道である。

― 第1節　鍼灸治療 ―

1．治療法の種類

　鍼灸治療は、鍼療法、灸療法と、併用する物理療法とからなる。しかし、実際の治療においては、患者が1日をどのように過ごすかということが重要なことである。一般的な健康法等をも含めて広く研鑽する。

　鍼灸が社会の人々の期待に応えて、古くて、しかし新しい治療として今後発展するために、清潔さ、雰囲気など、それぞれの治療目的にふさわしいものが必要である。現状を十分に学び、これからのあり方を考えたい。

2．治療者として必要な条件

　治療者として必要な条件は、一般的に心・技・体といわれる、精神、技術、体力であろう。具体的には、身体的条件、礼儀、身だしなみ、言葉遣い、専門的知識と技術、治療者としての自覚と責任などとなる。このことは、いかなる分野で仕事をするにしても共通する基本的な事項である。日常生活のなかで努力、工夫し、望ましいあり方を身に付けなければならない。

1) 身体的条件としての健康

　このことを実現するためには、普段の努力が必要である。さらにただ単に健康であるのみではなく、健康的な雰囲気を自ら周囲にかもし出すようなことができるよう努力しなければならない。清潔さなどは、なかでも最も大切なことである。

2) 治療者としての態度と身だしなみ

　健康の保持・増進のため、心身のどこかに故障のある人々の体に触れる仕事である。真面目で、真摯な、優しさのなかにも毅然とした態度が常に求められる。

　治療にふさわしい身だしなみを整えるとともに、特に言葉遣いは大切である。治療対象者に失礼にならず、親しみをもち、謙虚でしかも信頼感をもたれる言葉遣いをしなければならない。これらのことは、技術以前の基本的なことであり、どのような場合での治療にも共通する最も大切なことである。

3) 専門的知識と技術

　どのような場で仕事をするかによって専門性がそれぞれ異なる。職業である以上専門家でなければならない。

　治療者に求められる専門的知識・技術はまず第一に安全に治療できること、そして次により良い効果をあげることができることである。技術は、磨けば磨

くほど高いところに到達できる。職業人として仕事ができる一応の到達点はある。しかし、人々の健康管理に貢献するためには、生涯が研鑽である。

4) 治療者としての自覚と責任

鍼灸治療が社会的に必要なものとしての公共性を獲得するためには、その専門性とともに社会に果たすべき責任への自覚が強く望まれるところである。その自覚をしっかりもたなければならない。

明治以来、あってもよい職業としての存在から、治療、保健、健康増進のための有力な職業として発展が期待される。

― 第2節　診察と治療 ―

鍼灸の診察においては何を診ようとするのか、その観点を明確に整理し学ぶ。また、治療として用いる物理的エネルギーと生体がどのように関わり、治療とはどのようなものであるかの観点を明確にし学ぶ。

治療者として役立つかどうかは、確実に治療できる技術があるかどうかである。診察、治療の難易度からみると、健康管理としての治療、たとえば疲労回復について診察、治療ができるのがまず第1段階、次に、日常的な不定愁訴（内科的訴え）、とくに治療対象の多くを占める頸、肩、腰、膝の痛みなどの診察、治療を確実にできるようになるのが第2段階である。

1．診察法の特徴

鍼灸治療における診察とはいかなるものであるか。何を診ようとするのか。西洋医学においては診察し、諸検査を総合して診断し病名を決定しようとする。しかし、鍼灸においては、診察によって得られた所見により病気の状態を推察可能な症例、もしくはすでに診断されている症例に対して鍼灸が関わり、状態の改善が期待できると考えられる状況を明らかにすることである。現代医学に

おける人体の構造、機能に基づいた鍼灸治療は可能である。その基礎の上に、さらに経験の知恵を活用する方法として古典的鍼灸の活用も望ましい。卒業後の研鑽として位置づけたい。

　古典的鍼灸では、病名を診断せず、生体の異常な状態の違いを伝統的な鍼灸医学の体系に照らして分類し「証」として把握する。臓腑と経絡が東洋医学における人体の構造、機能の基本であるから、臓腑経絡系として十二経絡の虚実の判定を基本的な病状判定法とする。また近年、中国においては、伝統的な医学に検討が加えられ、中医学として再構築されている。わが国の従来の鍼灸医学とは体系も異なり、そのまま導入するには問題が多い。しかし、八綱病証、気血津液病証等については、全身的な状態を捉える上で有益なところもある。

1-1　鍼灸における診察

　鍼灸における診察は、次の3つのことを明らかにすることである。

　1つは、鍼灸で可能な「自然治癒力」により期待できること、「局所反応」として期待できること、「離れたところへの反応」として期待できることを明らかにする。

　2つには、患者の刺激受容能力から刺激量を明らかにすること。

　3つには、鍼灸治療によりどのような改善が期待できるかの考察をすること。

　①最も大切なことは、症状として示されている異常が個体の全身のなかにおいて他の部位とどのような関わりをもっているのか、社会的、時間的広がりのなかにおいてどのような関わりをもっているのかなどの、他との関連性を知ることである。関連性をもった全身的の把握をする。

　②西洋医学における病名により治療の方針が決まる部分がある。また、関節の痛みがリウマチであるか変形性関節症であるかなどは、治療法を決定するにも重要な情報となる。このような状況把握、治療法決定にカギを握る事項に関しては、十分に西洋医学の方法が活用されなければならない。

　③西洋医学における診察法および臓腑経絡系等の知識を駆使して、生体がどのように異常な状態にあるかを明らかにする。

　中国やわが国において古来行われてきた診察法は、望診、聞診、問診、切診

の四診法である。これは、治療者の体に備わっている感覚を総合して患者の状態を把握しようとするものであり、長年の生体現象の観察による経験的知恵が含まれていると考えられる。

④治療者として用いることのできる治療の適否と治療法決定に必要な所見の整理を西洋医学、東洋医学の体系に照らして行う。

⑤鍼灸の診察においては、体壁の触診が特に重要な役割を演ずる。組織、器官のどこに異常があるのかを正確に捉えられるよう、理学的検査を中心に徹底して学ぶ必要がある。

運動器疾患については、理学的検査を主とした診察が中心となり、ついで全身状態を診査する。運動器疾患で示される筋の緊張などの所見は、直接、治療の対象となり、それをねらい打ちできるのが鍼灸治療の特徴の1つである。その特徴を生かすためには正確な所見の把握が必要である。

内科系疾患については、全身状態を捉える診察を主として行う。内科系疾患の場合、鍼灸治療においては、内臓の病変そのものを直接、刺鍼の対象にはできないことがほとんどである。刺鍼対象にできる体壁所見と患者の病状との関連性の考察が治療を決定することになる。

以上が総合されて、鍼灸診察法として行われる。

2．治療法の特徴と原則

鍼灸は、治療がその命である。治療法としてどのような特徴を有するかを明らかにすることがまず第一である。そこからどうあらねばならないかが導き出される。常に診察による所見を踏まえ、根拠をもって治療法を考えられるようにする。考え方こそが大切であり、いくつかの考え方を比較し、より良いと考えられるものを選んで治療できるようになる。治療法としての特徴を表2にまとめた。

2-1　治療の原則

鍼灸治療は、多くの薬物療法とは異なり、その刺激が直接、病気を治すもの

表2　鍼灸治療の特徴

1. **鍼、灸治療の特徴**
   - 経験医術である。
   - 自然の力を主体とする。
   - 未病を治する。
   - 随証療法である。
   - 心身一如とする。
   - 生体の関連性の仕組みを追求する医術である。

2. **刺激としての特徴**
   - 鍼、灸の治療は、機械的、温熱的刺激である。
   - 鍼、灸は、組織の破壊を伴う。
   - 機械的刺激は、全身的に反応を誘起する。
   - 体壁症候群に対してねらい打ちできる。

3. **効果からの特徴**
   - 刺激局所の循環を改善する。
   - 刺激局所の過緊張を改善（主として皮膚・皮下組織・筋）する。
   - 組織の破壊による非特異的生体防御反応を誘起する。
   - 身体の調節力（自然治癒力）を高め、その力により種々の身体の不具合を改善する。
   - 自然の力を活用し、生体機能の変化の方向性を指示する。
   - 全身的な自律神経・体性神経機能の調整による種々の反応を期待できる。

ではなく、生体の調節機構を介して病気を治そうとする力を整え回復させようとするものである。したがって、病気によって治療の方法が異なるのではなく、治療対象者の体の状態の違いによって治療方法が異なる。

①**治療刺激の必要最小限の原則**
②**随証治療の原則**

治療対象者の体力の状態の違いによる原則。症状が炎症性か、非炎症性かの違いによる原則

全身性炎症性疾患においては、全身の安静が原則であり、治療は必要最小限にし、治療後の生体反応を極力小さくする。局所の炎症に対しては、炎症局所への刺激は必要最小限にし、他の部位からの治療を主とする。非炎症性疾患、症状に対しては、一般的原則にしたがう。

③治療のねらいによる原則

本治法（全身調整療法）：全身の状態を良くすることを目的とする治療である。刺激を与える部は、全身であることもあり、あるいは、体のどこか特定の部であってもよい。

標治法（局所調整療法）：体のどこかにある症状に対して行う治療である。多くは訴えのある部に直接行う。また、体のどこか特定の部に行うこともある。

④治療順序の原則

治療対象とする現象に対して、より遠いところから行う。たとえば、血液等の循環に対しては、流れの先方から行う。また、症状、疾患により治療の順序性が重要である。

⑤治療刺激を与える部位による原則

全身療法、局所療法、スポット療法がある。

スポット療法とは、西洋医学による生体の機構、ツボなどの経験的知恵をも含めて、人体の種々の機構を活用し、より軽微な刺激により、より効果的な生体反応を期待しようとする療法である。

全身療法、局所療法との違いは、刺激を与える部がスポット状に小さいこと、また、必ずしも訴えのある部とは限らないことである。

⑥心地よさの原則

本治療は不快であってはならない。

2-2　治療点選択の立場

経絡等、科学的な根拠が十分立証されていないものも含めて、臨床の場においてどのような立場から各症例に応じた治療点を選択するかについて述べる。

- 生体の調節力を高める治療部位
- 訴えの局所
- 解剖学的、生理学的立場からの選択部位
- 臓腑経絡の立場からの選択部位
- 特効穴
- その他

1） 生体の調節力を高める治療部位

肘から先、膝から先が効果的である。臨床的には外関が用いやすい。しかし、全身で反応を起こせる。感覚の正常な部を選ぶ。

2） 訴えの局所

現在、体壁への物理刺激が内臓その他に与える影響が最も効果的な部位は、目的部位に近い体壁部位であるといえるようである。

その根拠に、多くがいまだネコ、ラット等の実験動物段階ではあるが、脊髄レベルにおける神経機構としての体性－内臓反射をあげることができる。反射中枢が脊髄にあることは、上位中枢におけるよりもより単純な反射弓を形成するものであり、このことは当然、刺激による反応がより起きやすいと考えられる。

脊髄レベルの交感神経系をルートとする反射は、刺激受容の場が筋である。筋刺激をする。

木下の研究*によれば、カエルの腓腹筋の過緊張を鍼刺激により改善するメカニズムは軸索反射にあるとされている。また、近年のハリ麻酔の一連の研究においてTNS（Transcutaneous Nerve Stimulation）を使用するときは疼痛部位のより近くに導子を装着した方が効果的であるという報告がある。これも病変部位に、より近い局所への刺激がより効果的に作用することを示唆するデータである。

しかし、臨床的立場からすると、刺激がより効果的に伝えられることが必ずしも治療としてより優れた方法である場合のみではない。それぞれの状態に応じてよい場合とよくない場合とがあり、選択しなければならない。

体力が低下している虚証の場合は離れたところからの刺激の方がよい場合が多い。

3） 解剖学的、生理学的立場からの部位選択

解剖学的、生理学的立場からのスポットの選択とは、古来の鍼療法のなかに

---

* 木下晴都：局所疼痛に対する針作用の実験的研究. 昭和医学会雑誌, 41：147-156, 393-403, 405-409, 1981.

は現代医学の解剖学的、生理学的知見は当然直接的には含まれていない。(しかし、間接的には含まれている可能性は十分にある。)

鍼療法を広く21世紀(今日)における物理療法の1つとして考えるとき、古来から伝えられるものはもちろんであるが、人間に関するあらゆる知見を総動員して、治療の方法を検討しなければならない。

そこで人体の構造・機能について、解剖学的、生理学的に明らかなものはこれを大いに活用し応用することである。

たとえば、五十肩においては、運動生理学的には肩関節の運動に関わるものとして肩甲骨、鎖骨の動きに関与する筋群への処置が必要であり、また、神経学的には肩関節周囲への神経支配は、主として腕神経叢を介するものとして頸神経下部がその治療対象部位となる。

4) 臓腑経絡系の立場からの部位選択

臓腑経絡系の立場とは、いまだ科学的に実証されていないけれども、古来伝えられる概念である。

図3は、足の太陰脾経の経絡図である。経絡は、臓腑とともに臓腑経絡として機能的なユニットとなっていると考える。12の機能的ユニットが総合され奇経というバイパスを加え人体が構成されていると考える。

脾という臓の働きとして、①胃とともに栄養の吸収、分配、②血を統(す)べる、③意志と知恵の精神作用などが考えられていた。このような臓の生理的作用と経絡が流注する部(人体の中を流れている部)との働きを総合した機能的ユニットとして臓腑経絡系を捉え、したがって、**図3**において脾経の経穴が存在しないけれども経絡が流れていると推測されている点線の部分こそ、その経絡の機能を理解するのに重要な意味をもつものである。

脾経は、下肢から下腹部に入ると中極、関元という経穴部で骨盤内にめぐることになっているが、三陰交で代表されるように膝関節周囲から下の経穴は婦人生殖器系疾患時には圧痛、硬結などの現象がよく現れ、また、治療効果の良い経穴群であったために、この経絡は骨盤内にめぐっているはずであるという生理的、病的生体現象の観察に基づいて想定されたものと思われる。

26 第1部 臨床鍼灸治療学基礎

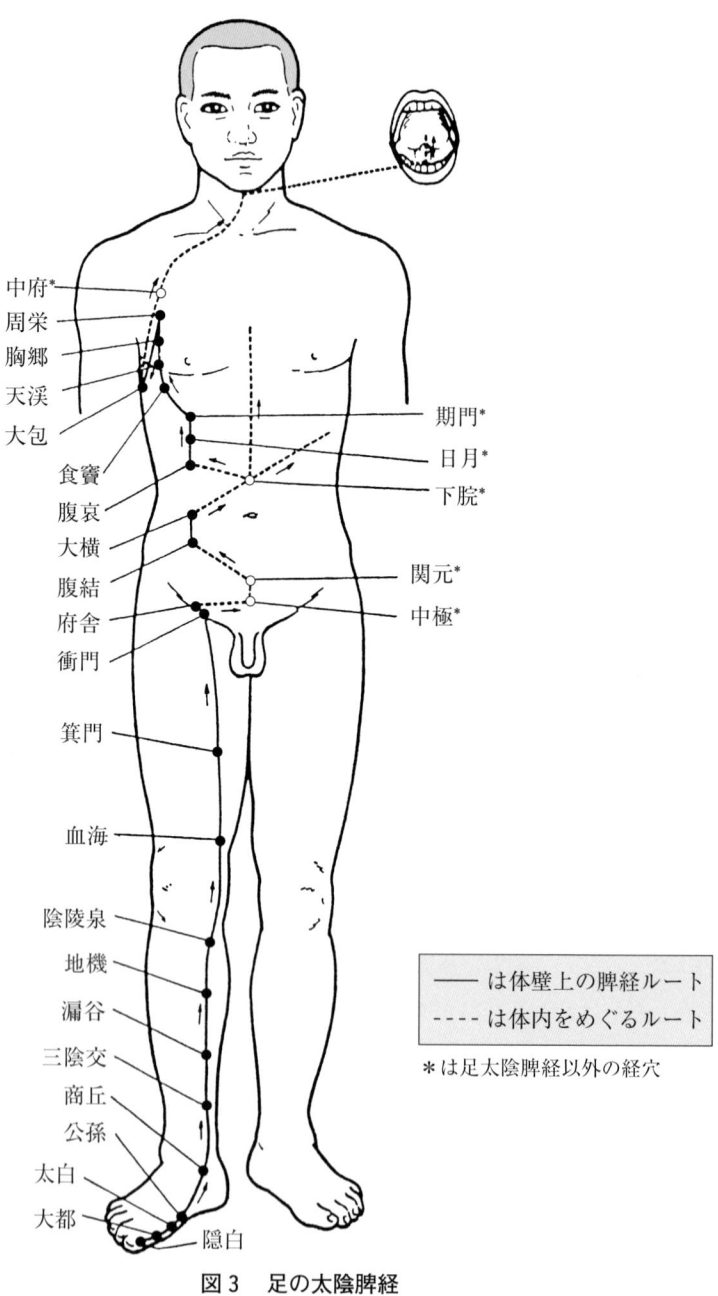

図3 足の太陰脾経

―― は体壁上の脾経ルート
---- は体内をめぐるルート
＊は足太陰脾経以外の経穴

中府＊
周栄
胸郷
天渓
大包
食竇
腹哀
大横
腹結
府舎
衝門
箕門
血海
陰陵泉
地機
漏谷
三陰交
商丘
公孫
太白
大都
隠白

期門＊
日月＊
下脘＊
関元＊
中極＊

現在、このような経絡としての人体内における各部位相互間の関連性を科学的に十分立証することはできないが、臨床の場において、経絡の流れという見方をすれば説明のつく現象に遭遇することがよくある。

　長年の経験の集積による知恵というものではないかと考えている。

5)　特効穴

　特効穴とは、理論的に説明はしにくいが、古来より臨床的に用いられている経穴群である。たとえば、痔疾のときに頭の上の百会という経穴を用いるなどがその例である。

　以上のような立場から関連部位を診査する。最も大切なことは圧痛、硬結などの体表の何らかの変化を発見し（経穴現象）、そのような現象を具備する部を全身的に総合把握して治療点を決定することである。

2-3　鍼と比較してのあんま・マッサージ・指圧治療の特徴

- より多くの人に好まれる
- 原則として鍼のような組織への損傷をつくらない
- 効果の持続が短いと考えられるところから、軽微な症状に対して適応する
- 家庭で応用できる簡便さがある

　近年、あんま・マッサージ・指圧治療は、研究面、治療面においても鍼ほど注目されるところではない。しかし、上記の特徴から当治療の治療法としての位置づけは、軽微な症状の改善手段として、より多くの人々に好まれるところからも第一選択して用いられる治療法である。また、物理的療法の効果とともに精神的安らぎを与える手段として優れた特徴を備えているところから、多くの闘病生活の場で活用されることが期待される。とかく強刺激が求められやすいが、刺激が強いことは決して好ましいことではない。最適な刺激の強さを対象者に納得させることも大切である。

2-4　最適な治療の提供

　治療対象者には、その人の好みも含めて最適な治療が提供されなければならない。他の治療法をも念頭におき、本治療が主たる治療であるか、補助療法であるか、経済的負担なども考慮して用いるに足るものであるかを考察し検討する。社会的に公共性をもつ治療手段として存在するためには重要な点である。

2-5　治療の目標

　・生体の調整力を整える
　・主訴の改善
　・全身状態の改善（未病治を含む）
　・主訴の再発防止
　・その他

　その他は、疾患や個体の素因などから今後予想できる症状などに対する予防などを含む。片頭痛の患者は、心臓、血管系の疾患にかかりやすい。そこで、それに対する予防を考慮して治療する等のことである。

2-6　初期治療

　最初の段階における治療として、次のような点について考慮し行う。
　・生体の調節力を整える
　・主訴としての局所症状に対する治療
　・全身状態に対する治療（未病治を含む）
　・併用する物理療法
　・家庭でできること
　・治療間隔と期間

2-7　運動器に関する訴えおよび疾患と、内科系疾患および訴え

　運動器に関する訴えおよび疾患と、内科系疾患および訴えとは治療が異なる。

1) 運動器に関する訴えおよび疾患

運動器に関する訴えおよび疾患では、その病態の一部をなす筋の過緊張、局所循環不全などを直接治療の対象とでき、しかもねらい打ちできるという治療の特徴から、治療直後効果を期待できる。

局所所見に対してねらい打ちできるところから局所への直接治療が主たる方法として位置づけられる。またそのことは、いかに正確に局所の診察をし、病態把握をできるかによって効果が決まってくるので、神経、筋、骨に関する正確な臨床解剖の知識が求められる。しかし、運動器の訴えも全身的な体調に影響を受ける部分があり、その度合いは症例により異なるが、必要に応じて、併せて全身状態に対する治療を行う。

このとき、虚証傾向が強いあるいは局所炎症所見がある場合は、局所への治療は避ける。

この分野の治療に関しては、日本の鍼灸界において一応の基本的なコンセンサスができたと考えてよいであろう。筑波大方式はこの分野の治療を科学的に推進してきたものである。現在、鍼灸治療の対象になる患者の90％以上を占めるので十分なトレーニングが必要である。

2) 内科系疾患および訴え

内科系疾患および訴えにおける鍼灸治療は、生体の治す力（恒常性保持機能）への働きかけが中心となる。

内科系疾患および訴えにおける鍼灸治療が対象にできる体壁所見は、神経反射等により病変と関連して現れている反応である。体壁所見は、多くは病態に直接関わるものではない。したがって運動器系疾患ほどの治療直後効果は期待しにくいが、自律神経等を介して回復しやすい環境条件を整えるという点で効果を期待できる。どのような関連性を捉えて治療できるかが問題である。西洋医学による関連性の仕組み、東洋医学による関連性の仕組みなど、人体の複雑な関連性を踏まえ、東洋医学における長年の経験的知恵がその力を発揮できるところである。臓腑経絡系として全身状態を捉えようとする方式は、この分野の治療に適している。いわゆる経絡治療といわれる方式は、この分野を治療の

場としているであろうと考えられる。しかし、これらは、科学的な裏づけに欠けるところがあり問題はあるが、大切な手がかりではある。

　生活習慣病の予防、治療には欠かせない治療法である。本書では、自律神経機能を中心として、この点に関する治療を明確に示している。それこそが本書の最大の特色である。これは、明治の時代に置き去りにしたものを科学的に再構成して登場させたものであり、これにより鍼灸治療の体系が整うこととなる。

3．治療の適否と限界

　適応とは、治療を行う意味があるということである。WHOは、1979年に機関誌『World Health』（12月号）に鍼を特集し、経験則からとして、鍼の適応となる41疾患をあげている。

　禁忌とは、治療してはいけないということである。

　適応の状態の疾患を適応症、禁忌の状態の疾患を禁忌症と呼んでいるが、鍼灸治療は、疾病を対象とせず、人体の病的・生理的状態を対象とするので疾病単位で単純に決めつけることは適当でない。従来、この点について西洋医学の病名で適応、禁忌を論じていたが、実際の状態を捉えるものでないので改められなければならない。

　適応、禁忌は、治療によるプラスとマイナスを考慮し、選択されなければならない。

　本治療がマイナスになる状況は、次の場合である。

　①機械的刺激を与えるのに適当でない局所の状態
　②感染などの危険が高いと考えられる状況

　そこで、鍼、灸治療の適応の状態とはどのような場であるかが明らかにされていかなければならない。

　わが国は、医療に関して国民皆保険制度になっており、誰でも保険で医療を受けられる。

　現在、保険で鍼灸治療を受けることのできる疾患は、頸腕症候群、リウマチ、五十肩、神経痛、腰痛、むち打ち症である。しかし、これらも医療との併療を

認められない。医療とはちょっと異なる医業類似行為として法的に位置づけられている。また、特殊なケースとしてスモン（SMON）は、治療費を政府が負担している。

　鍼、灸治療の治療効果に対する科学的裏づけがいまだ十分でないため、わずかな疾病しか医療保険の対象になっていない。本来、鍼、灸治療のような物理療法は、多くの場合、疾病を直接治療の対象としようとするものではなく、人体の恒常性保持機能などの調節機能に働きかけて、人体の調節機能を高めたり、環境への適応能力を高めたりすることによって疾病を予防したり、治したりするものである。治療は、人体の調節機能が働きやすいようにすることである。疾病を治すのは、人体がもっている自然治癒力、適応力などと呼ばれる力である。したがって、人体のこれらの力よりも強い悪化力をもっている疾病の場合には治すことができない。そこにこの治療の限界がある。

　疾病を克服するには、本来、疾病そのものに対する対策と人体に対する対策とがあるはずである。西洋医学は疾病に対する対策を主としている。本治療は、人体に対する対策の1つであり、しかも長年の歴史と伝統を有する有力なものである。疾病に対する対策と人体に対する対策とが総合されて、患者のそれぞれの状態に対して最もふさわしいものが選択されなければならない。西洋医学と東洋医学の併用こそ本来あるべき姿である。

　疾病の治療に関わるときは、他の医療との関わりを常に念頭に起き、本治療の役割をよく認識して治療に従事することが大切である。地域の医療資源のなかで、チームの一員として、常に全体を頭において治療できる治療者でなければならない。21世紀における治療者に必要な資質として最も大切な部分である。

　疾病を器質的疾患と機能的疾患に分けて考えると、本治療が人体の機能に働きかけるところから、機能的疾患に対しては効果的である。一方、細胞や組織に器質的変化を起こしている器質的疾患は、治りそうもないように考えられがちであるが、人体の細胞の多くは再生力があるので、再生が起こりやすい状態をつくるというところで関わることができる。

　①鍼、灸がそれぞれ治療法として第一選択される対象
　②鍼、灸がそれぞれ治療法として第一選択されてもよい対象

③鍼、灸がそれぞれ併用療法として用いられることが望ましい対象
④鍼、灸をそれぞれ用いない方がよい対象
というように分けて考える。

4．予後の判定

　患者の状態が今後どのように変化していくかを予測することである。
　人体の本来ある姿が健康な状態とするならば、疾病あるいは、種々の症状のある状態は次の3つの関係によって決まってくる。

1）　個体のもっている力
　個体のもっている力を大きくするものとして、若さ、防衛体力などがあり、小さくするものとして、老化、神経質傾向などがある。

2）　疾病の状態（種類、性質、重症度）
　関節リウマチ（RA）など、治りにくい疾病や器質的障害の大きさ。

3）　環境要因（＋要素、－要素）
　体力を消耗しやすい疾患は、環境要因の厳しい夏、冬に良くない。機能的に変動しやすい疾患は、春、秋に良くない。
　このうち、個体のもっている力と環境要因のある部分が＋要素であり、疾病の状態と環境要因のある部分が－要素である。この＋、－の要素の関わりで自然経過する。ここに関わって、＋要素を大きくし患者の状態の改善を図ることができるかを期待し行うのが鍼灸治療である。

4-1　予後の経過

①＋要素が－要素に比べて大きいほど改善の仕方が良いことになる。
②＋要素よりも－要素が大きければ悪化していくこととなる。
③個体のもっている力が小さい場合には、症状に変動が起こりやすい。

④疾病の種類により、たとえ疾病の力が小さくても治らないものもある。
　予後の経過の見通しに基づき治療計画が立てられる。もちろん正確に判定することは難しいことであるが、知識と経験によりその正確さを高めていくことができる。

5．リスク管理

　安全であることは、どのような場合においても優先されなければならない。リスクについては、治療環境におけるリスクと日常生活の場におけるリスクとに分けて考える。

5-1　治療環境におけるリスク

　1)　疾病に関する事項
　・脳血管障害・心臓障害等の発生に対する対策
　・脳血管障害・心臓障害の既往、高血圧、動脈硬化などに要注意

　2)　感染に関する事項
　体液を介する感染症対策(患者に対する対策、治療者に対する対策)：肝炎、AIDSなど
　易感染状態にある患者に対する対策：ステロイド剤の大量使用患者、免疫抑制剤使用患者、白血球減少患者など

　3)　治療過誤に関する事項
　折鍼、気胸、脳貧血、発作の誘発、骨折後の再骨折などがある。

　4)　事故に関する事項
　患者の転落、転倒、衝突、電気器具の管理などがある。

5-2　日常生活の場におけるリスク

　患者が1日をいかに過ごすかが、治療に勝るとも劣らずに大切である。

　生命現象の基本は活動と休息のリズムである。人間においても1日の地球時間に合わせたリズムをつくることが健やかな過ごし方の基本である。

　老化し機能を低下させて行く組織、器官といかに上手に関わり大切にするかの知恵を指導する。

　家庭内において事故を起こしやすい場面は、階段、お風呂場、衣服の脱着時、寝床から立ち上がったときなどであり、危険性の高い場面における上手な過ごし方など、具体的に患者とともに考え指導する。

第3節　記録と評価

1. 記録法

1-1　POシステムと鍼灸

　鍼灸治療のカルテ記録法としてPOシステムがある。

　①患者の訴えを個体レベルで総合的に捉えるとともに、さらに社会的存在としての人間を捉えようとするものであり、東洋医学の思想と一致している。

　②患者が抱えている問題点に対して記録者の考察を加えるようになっている。問題としての訴えが個体、社会の中においてどのような関わりをもって発生しているのかの関連性を最も重視するなど、鍼灸治療の記録にとって優れた特徴である。

　鍼灸治療の科学性を高めるには、優れた記録をつくることが大切なことの1つである。

1-2 鍼灸治療とカルテ

1) 記録としてのカルテの意味

記録としてのカルテは、患者についての過去の情報を治療者に確実に伝えるという点で大きな力となる。同時に、チーム医療においては、チーム全員が1人の患者について共通な理解を持てる点が、優れた医療を実現するに力となるところである。

2) 随証療法としての鍼灸治療とカルテ

鍼灸治療は、過去の記録に基づいて治療が行われるものではない。随証療法とは、ただ今の状態に従うことである。したがって治療の度に診察が常に行われる。そのようなところから、治療のために過去の記録としてのカルテは必ずしも必要がないことがままある。ここに、とかく鍼灸治療者にカルテ記載を不得手とするものが多い理由がある。問題点の1つである。

また一方、カルテにのみ頼り、現在の状況を観察しないのは、鍼灸治療の本質を忘れた治療であり、もっと反省されなければならない。

2．評価法

評価は、判断してものの状態を決めることである。

鍼灸治療においては、患者の自覚症状、治療者の主観的判断による情報が多くあり、また、重要な位置を占めている。少しでも科学性の高い評価をできるよう常に努力しなければならない。EBMが問われている。

科学性の高い鍼灸治療の評価のあり方とは、できるだけ過去に用いられている評価の高いものを用いるとともに、状況に合わせて適切なものを自作工夫する。その場合も、客観的方法であることが求められる。主観的方法である場合は、できるだけ共通理解を持てる尺度を必要とする。

臨床と教育と研究の場においては、評価の仕方は当然異なる。

研究は、いまだ明らかでないことを対象とするので多くの点に対しての評価

が必要になる。

　臨床の場においては、日常的に遭遇する状態に対しては、過去の経験を生かして確かめのできる必要最小限の評価をする。

　各種の検査表、評価表など日常的に必要なものは、既存のものが種々あるので資料収集に努め必要なものを整える。

　患者にとって必要な検査、治療を受けられるよう常に努力する。患者の紹介、依頼等も必要となる。患者を抱え込んではいけない。

第4節　治療計画

治療は鍼灸の命である。
①生体の調節力を高める
②主訴の改善
③全身状態の改善（未病治を含む）
④主訴の再発予防
⑤その他、疾患や個体の素因などから、今後予想できる症状などに対する予防などを治療の目標とする。

1. 治療と検査計画の立て方

①初診診察結果に基づき、どのような治療が有効であるかの考察をする。
②現状把握に必要な検査の有無、必要な場合の検査を実施する。
③初期治療計画を立てる。
④長期治療を要する患者については、患者が置かれている社会的条件（経済的条件、患者の希望、家族の希望、住所地）を考慮し、長期的治療計画を立てる。

1-1 初期治療（短期治療）

　最初の段階における治療として、生体の調節力を高め、主訴としての局所症状に対する治療のほかに全身状態に対する治療（未病治を含む）、併用する物理療法、家庭でできること、治療間隔と期間について考慮する。

　家庭でできることについては、患者自身ができることについて患者に指導することは、治療者が行う治療に匹敵するほど大切なところである。

　患者の苦痛を治療者がいったん受けとめ、患者が受けとめられる状態にして患者に返さなければならない。自分自身の健康管理を自分自身で行うという気持ちを育てることが大切である。

　長期的展望に立った治療では、家庭でできることが、とくに重要な意味をもつ。

　患者の経済的負担との関わりで治療間隔と期間の可能な状況を考察する。

1-2 維持療法

　生体機能の老齢化、障害による機能低下により生理的機能を維持するために補助的治療が必要になってくる。このような治療を維持療法という。
　①生体の調節力を高める
　②主訴および全身状態（未病治を含む）に対する治療
　③併用する物理療法
　④家庭でできること
　⑤治療間隔

2．患者管理の問題点

　患者の現状分析から現在および将来の医学的管理の必要性を考察し、患者に助言する。病気に関する臨床医学の知識や、日常的な不調についての臨床生理学的な考察が重要な意味を持つ。より良い治療者としての力量が問われる部分である。生涯研修する心構えをしっかり持ち、より良い治療者となるために努

力しなければならない。

3．医療機関、施術所との協力

　その時点において患者に最も望ましい治療が提供されなければならない。そのために治療者として自分自身でできること、他の機関に依頼しなければならないことをいつも厳しく評価しなければならない。

■第2章　鍼灸治療の基礎

― 第1節　診察、病態把握の要点 ―

1．医師による医療の必要性の判断

　鍼灸師は、鍼灸に関する業務を独立して行うことができる。この点が医師以外の医療職と異なるところである。このところから診断権はないが、患者について全責任をもって診察、治療に当たらなければならない。そこで最も大切なことは、自らが行う診察、治療が、対象となっている患者の必要を満たすものであるか、医師による医療を必要とするかの判断が常に第一になければならない。このことの判断ができて初めて独立業務ができるものと考えなければならない。訴えを治す以前のものとして十分な配慮が必要である。

1-1　医師による医療の必要性判断の基準

　①病状に急変の徴候がある場合（緊急な対処）
　②鍼灸が治療法として第一選択され、特に他の対処を必要としないと判断できる場合以外
　③鍼灸が治療法として第一選択されるというわけではないが、効果を期待できる場合で、予後に重大なおそれがない場合
　①②は原則として医師の診察を勧める。
　③は患者の選択に任せる。
　以上のような観点が重要なところである。

2．鍼灸に必要な西洋医学の診察

　医師による診察、診断と治療が必要な患者に、遅れなく医師による医療が提

供できなければならない。だからといって、鍼灸を行うものが西洋医学的な診察を医師に任せてしまいおろそかにしてよいということではない。より充実した鍼灸治療を行うためには、訴えに関する関連性の十分な考察が必要である。そのために西洋医学分野の情報が必要である。そのことにより東洋医学の本質である、病気ではなく病人を見、総合的に人間把握をするというあり方の今日的発展が期待できる。

3．診察、病態把握、治療に用いられる関連性の仕組み

　基礎医学、臨床医学、東洋医学概論、鍼灸の理論等で学んだ人体の仕組みに関する知識を総括的にまとめ、実際の診察、治療に役立つように再構築し、具体的な活用の仕方を学ぶ。再構築するとは、知識としてはあっても、それぞれのところで学んだものが実際の場でどのように意味をもつのかがわからない場合に、実際の場の方から逆方向に各科目の知識を辿ることである。この関連性の仕組みの一端を**表3**にまとめた。

表3　西洋医学と東洋医学における関連性の仕組み

1．西洋医学における関連性の仕組み 　①神経系：・脳神経経路と支配臓器およびその機能 　　　　　　・脊髄神経における主な末梢神経経路と支配臓器、器官 　　　　　　　　デルマトーム 　　　　　　・自律神経系路と支配臓器およびその機能 　　　　　　・脊髄神経と自律神経の線維連絡 　　　　　　　　交感神経系 　　　　　　　　副交感神経系 　②反射：体性反射 　　　　　　・姿勢反射 　　　　　　・共同運動 　　　　　　・皮膚反射

　　　　　　　・深部反射
　　　反射：自律神経反射
　　　　　　　・内臓―体性反射
　　　　　　　・体性―内臓反射
　　　　　　　・内臓―内臓反射
③病的反射
④神経に起こりやすい圧迫障害：椎間板ヘルニア
　　　　　　　　　　　　　　　変形性脊椎症
⑤血管系：動脈、静脈、リンパの経路
⑥皮膚循環と体温調節
⑦腹腔内循環調節と体液分布調節
⑧ホルモンによる体液相関
⑨その他

2．東洋医学における関連性の仕組み
①望・聞・問・切診所見
②虚実と補瀉
③臓腑経絡系
④奇経
⑤陰陽
⑥五行
⑦病証：八綱病証、気血津液病証
⑧経穴の特効と主治症：要穴、八総穴、四総穴、特効穴、その他
⑨その他

― 第2節　鍼灸治療の基本 ―

1．臨床力を高める刺鍼基礎力

　移植外科医、加藤友朗氏のビデオに学ぶ（2010年1月26日NHK総合放映：プロフェッショナル）。臨床技術を身に付けることについて考える。

> ビデオ学習の観点：
> ①　理論と技術をがむしゃらに、しっかり学ぶ。臨床技術は確信を持つ確かなものでなくては役に立たない。
> ②　基礎技術の大切さを知る。（痛くなく安全に、確実に刺鍼できる力）
> ③　丁寧な仕事の大切さ。（丁寧な治療が治療効果を高める）
> ④　仕事の目的を明確にすることの大切さ。（治療の本当の目的がどこにあるかを考える）
> ⑤　しつこく努力する。（目的に向かい繰り返し繰り返し努力する）
> ⑥　人の嫌がるようなことを進んで行う気持ちで取り組む。（周囲の人々を味方にする）

1-1　刺鍼について

1）　押手と刺手
● 押手と刺手に求められる基礎的機能
①　姿勢：背筋を伸ばす。
②　腕の構え：力を抜いて、ゆったり構える。
　手関節を真っ直ぐに伸ばした状態。背屈、掌屈をしない。

2) 押手の基礎

① 安定した押手をつくる。
　母指、示指の圧を適度につくる。皮膚を押す圧を適度につくる。
② 臨床における押手
　母指、示指の圧を自由に変えられる。皮膚を押す圧を自由に変えられる。
　押手の基本は、皮膚に触れる程度に軽い押手。特に筋は押さえない。筋は押さえられると反発し収縮を起こしやすい。特に腰部の刺鍼では、鍼を受ける人は腹式呼吸になるので、腰部の上下運動を妨げてはならない。軽い押手である。

3) 刺手の基礎

① ゆったりと上肢の持続的な圧で刺入する。手関節のスナップを動かす波状に力を用いない。
② 鍼を持つ母指、示指は腕の力を鍼に伝える役割であり、刺入圧には用いない。
③ 細い鍼の刺入では、押手、刺手で鍼のたわみ（曲がり）を上手に補正する。
④ 呼気時刺入を身に付ける。
⑤ 筋が緊張しているところはひびき感覚が起きやすい。前揉捏などで緊張を和らげると良い。

1-2　切皮について

① 基本的な切皮は示指と中指を弾く。基本的な切皮を身につける。
② 龍頭の頭を叩き、鍼管は叩かない。
③ 身体各部で切皮の仕方も変わる。
　足底は一段切皮。

1-3　道具について

　鍼の太さと長さについて
① 太さ、長さは、必要最小限にする。
② 太さ、長さによる違いを測る。

鍼の硬さを知る。同じ太さで長さの違いによる差、同じ長さで太さの違いによる差を知る。

1-4 刺鍼練習の順序

① 刺鍼練習器による練習：切皮、刺入が確実にできるまでは練習器。
② 鍼の刺入は、常に深さをcmで意識する。
③ 用いる鍼：寸3の02番が確実にできるところまで行う。

1-5 生体への刺鍼

① 生体への切皮、刺入は、自分の下肢で、腹部で練習。
　痛くなく、確実にできたら、対人同士の練習へ。
② 人に刺鍼する練習は、背部で肩甲間部、$Th_{3～7}$の間で行う。
　基本的な姿勢をつくるために背部を用いる。最も安定した坐位姿勢の基本姿勢を完成させる。
　刺鍼は膀胱経の1側線に行う。他の部に刺鍼しないように絆創膏などで膀胱経の1側線の外側、上下を囲うなどの工夫をし、気胸などの事故を防ぐ。
③ 気胸を避ける学習を十分に行う。
④ 基本的姿勢ができたところで身体各部への刺鍼練習へと移行する。

2．刺鍼時の生体反応

　刺鍼および施灸により、そのときに何が起きているのかを理解することが基本である。刺鍼したときにまったく何らの変化を起こさずに、その後変化が起きることはありえない。まず刺鍼したときに起きた反応が、引き続いて次の反応を引き起こし、治療に有益な状態をつくることが可能となるものと思われる。刺鍼においては、まず、刺激そのものにより起きる反応を捉えることこそ肝腎である。これは刺鍼時の生体反応－1としてまとめられる。さらに刺鍼時の生体反応－2として、副交感神経機能の亢進、交感神経β受容体系機能の抑制、交感神経α受容体系機能の亢進が起きる（表4）。

表4　刺鍼時の生体反応

```
刺鍼時の生体反応 - 1
  ①刺鍼局所の組織破壊   異物              生体防御反応の誘起
                                         生体防御機転の充実
  ──────────────────────────────────────────────────────────
  ②局所反応           血液循環の改善      痛みを主訴とする筋骨格系
                                         疾患に対する効果
                      筋緊張の緩和
  ──────────────────────────────────────────────────────────
  ③遠隔部反応         主として交感神経    体壁・内臓等の反応
                      ルートによる反応

                      副交感神経ルート
                      反応は全身反応に入る。
  ──────────────────────────────────────────────────────────
  ④全身反応           体位と交感神経      坐位時で交感神経機能の適
                      機能の関係から      度な緊張をつくる。
                                         臥位時の過緊張の緩和


                      副交感神経機能の身体の治す力を高める。
                      主体的な高まりによる。
  ──────────────────────────────────────────────────────────

刺鍼時の生体反応 - 2　（刺鍼時の自律神経機能の変化）
  刺鍼時には、副交感神経機能の亢進、交感神経β受容体系機能の抑制、交感
神経α受容体系機能の亢進が起きる。
```

3．日常生活状態と自律神経機能の変化から見た治療のあり方

　自律神経は、人体の自律機能を調節している。自律神経の機能状態は、健康、疾病状態に極めて大きな関わりをもっている。
　昼と夜では、夜に比べて昼の方が自律神経機能の活動状態はさかんである。交感神経機能はもちろんであるが、副交感神経機能も昼の方がさかんである。交感神経機能が休息時に低下するので、相対的に夜は副交感神経機能がさかん

なように見えるが、絶対値としては機能が低いと考えられる。夜中に物を食べると消化が悪いのはそのためである。夜寝ているときにいろいろな病気にかかりやすいのも自律神経機能が低いためと考えられる。このことは、寝ているときには防衛体力が低下していると考えられ、病気の回復力なども小さくなっていると思われる。したがって、消耗性の疾患で全身の安静を必要とする疾患以外は寝ているよりも身体を起こしている方が回復力が大きいと考えられる。

臥位と立位では、臥位時に比べ立位時は交感神経機能が高くなる。そのときに副交感神経機能は、健康な人ではやや高くなる。しかし立位時に副交感神経機能の低下する例がある。健康者でおよそ1/3ほどの人に見られると考えられる。健康な状態では、交感神経機能と副交感神経機能は平衡して動くようである。立位時に副交感神経機能が抑制されるという例は、病気の予備群として治療の対象と考えられ、注目されるところである。

4. 訴えに対する局所治療と遠隔部治療

治療は、訴えのある部に直接行うか、それとも離れた部位から行うかに分けることができる。訴えのある部位に直接行う治療を局所治療という。直接というけれども、運動器疾患で筋の過緊張などでは、緊張している筋に直接刺鍼の機械的力を与えることができるが、臓器疾患のときには、多くの場合、直接刺激を与えることはできず、その近い周辺に行うことになる。この場合も含めて直接という言葉を用いた。

上記以外で、離れた部位から刺激を行う場合が遠隔部からの治療である。

4-1 訴えに対する局所治療

訴えのある部位に直接行う治療をいう。

4-1-1 局所治療を行う場合と行わない場合

わが国で治療についての調査を行うと、多くの鍼灸治療者は、局所に治療を行っている。その点で、用いる使用頻度の高い経穴の一致率が高い。

訴えのあるところに行うことなので、治療部位の選択としては、初心者でもできる選択部位である。そのため、とかく専門家は軽視しがちな傾向になりやすい。しかし、刺激効果が高く最も基本の治療である。いたずらに難しいことを求める必要はない。しかし大切なことは、局所治療を行わない方が臨床的に良い場合があることである。それは以下のように整理される。

①体力が弱っている場合
②刺激に対する反応が過敏な場合

このようなときには、局所に行わない方が臨床的に効果の良い場合が多いので注意が必要である。

③局所に病変があり、行えない場合

この場合は当然である。

一般的に健康な人の場合には、局所治療で効果を期待することができる。

4-2 訴えに対する遠隔部治療

訴えに対して遠隔部に治療点を求める場合に、どのような関連性に基づいてその部位を選択するかが大切である。ここに関連性の求め方として前述の西洋医学の立場からの関連性の仕組み、東洋医学の立場からの関連性の仕組みに基づき検討されることとなる（**表3**、P40，41参照）。

5．低周波通電療法

低周波通電療法は、電気療法として古い歴史を持っている。しかし、今日、広く行われている1Hz前後の周波数を用い、15分前後の通電を行う方法は、中国の針麻酔の方式にプライオリティがある方法である。それ以前にも低周波療法は存在したが、通電の行い方が異なっていた。

本書での、鍼の治効6つのメカニズムの、メカニズム5、6は低周波治療器を用いるものである。低周波治療器は、鍼治療に欠かせない重要な道具となっている。低周波通電療法には、針を電極とする低周波鍼通電療法と皮膚表面電極によるものとがある。

昭和47年以来、鍼灸に関する研究論文は数多く発表されているが、教育、臨床に実際に役立っている部分は少ない。そんななかで、臨床面で昭和40年代の後半以来、広く行われるようになったのが低周波通電療法である。針麻酔ができるというところから主として鎮痛療法として臨床応用が行われたが、現在では鎮痛のみならず、自律神経機能をも対象に広く用いられている。簡便な、しかも持続的な刺激を与える場合の効果的な治療法である。鍼治療の重要な道具となったので、十分臨床応用できるよう学ぶ必要がある。

5-1　方法

1) 電極としての針

　ステンレス針を用いる。通常3番鍼。細い鍼にしたいときは1番を用いることができる。小児の場合には1番鍼。針は筋中まで刺す。

2) 低周波治療器

　機種による効果の違いはない。使い勝手の良いものを選ぶ。波型による効果の違いもまずない。

3) 刺激の仕方の要点

　筋に軽微な収縮が起きる程度の強さで刺激する。

5-2　効果

1) 1Hzによるもの

　時間は15分以上行う。治効メカニズム5、6により、全身的な自律神経機能反応の方向づけができる。画期的なことである。局所にも、筋の過緊張の緩和、血液循環の改善などが期待でき、多くの痛み治療に活用される。
　痛み、自律神経機能の関わる症状などに効果が期待できる。

2) 100Hz以上の周波数によるもの

　電気刺激による局所反応が主となる。

6．低出力レーザー治療等

　古代の鍼は、1つは現在の刺す鍼、1つはメス、そして他は刺さない刺激をする鍼であった。鍼を刺さない鍼療法がもっと多用されてよいはずである。

　レーザーは、現代科学による光による刺激の方法である。科学的であり、衛生的で有力な力をもっている。刺す鍼は、鍼の道具の1つである。体壁の深部をねらい打ちできる大きな特色をもっている。しかし、現代はそれにこだわり過ぎなのではないであろうか。

　古代の鍼灸術は、道具としての鍼についてのものではなく、人体の構造、機能、種々の仕組みについてのものである。レーザーや超音波治療器など、刺す鍼とは違った力をもっているところを大いに活用し、治療の幅を広げる努力をしなければならない。

6-1　低出力レーザー治療

　①科学的な魅力をもっている。
　②感染症等に対して、刺さないということから衛生的である。
　③手関節、足関節、手指等の部には鍼よりも用いやすい。
　④筋、神経などの過敏な状態のときには、鍼よりも治療効果を得やすい。

6-2　超音波治療

　肉離れのような、面として広がりをもっている傷害には鍼よりも有効である。面として与えられる超音波の微細マッサージ効果により鍼とは違った効果を期待できる。

7．生体防御の仕組みと鍼灸治療の関わり

　生体防御の仕組みは、健康の保持増進、疾病の予防、治療の基本的な部分に関わる仕組みである。鍼灸治療が治療効果をあげる上で、そのどこにどのよう

に関われるか、また、患者への感染、治療者への感染など、実際の場での学習が大切である。これらのことを臨床という立場から理解することは、治療の実際において治療の行い方を考察する上で最も大切な基本的事項である。

7-1 非特異免疫機構と鍼灸治療

　生体防御機構は、非特異免疫機構と特異免疫機構に分けられる。今日狭い意味で免疫といえば特異免疫のことをさす。しかし、体外と体内を区別する皮膚、粘膜を第一線とする非特異免疫機構は、鍼灸治療に極めて大きな関わりをもつものである。近年、非特異免疫の重要性が再認識されている。

1) 非特異免疫機構と鍼灸治療の効果

　鍼灸治療の効果として、従来から風邪を引かなくなる、体が丈夫になるなどといわれている。ウイルスなどの異物が体内に入ってからの防衛体制は、白血球の好中球、マクロファージなどがまずは主役である。異物が侵入してからの1週間ほどは、これらの白血球が、相手が何でも食いつぶしてしまおうという非特異免疫機構が活躍する場である。鍼灸治療と白血球との関係では、顆粒球は交感神経の支配を、リンパ球は副交感神経の支配を受ける。鍼灸による組織破壊は生体防御機転を賦活する。

2) 非特異免疫機構と感染防止

　治療者への体液を介して感染する疾患の感染防止には、どのような消毒法を用いるよりも手の皮膚を健康に保つことが重要であることを十分に認識しなければならない。健康な皮膚からは、ウイルスや細菌は侵入しない。したがって、触察用の手と日常生活に用いる手を分けて、触察用の手は手の皮膚を荒れさせるような状況から極力遠ざけておくような配慮も必要である。

　白血球が減少したとき、病院などでは鍼灸治療を中止する。白血球が減少するということは、非特異免疫機構の機能が低下している状態であるから、種々の感染を起こしやすい。鍼灸は、非特異免疫機構の第一線である皮膚を破り体内に異物を侵入させる行為である。好ましくない状態を少しでも避けるために

鍼灸治療を中止する。ステロイドホルモン剤を大量投与している患者は健康な人に比べて感染を起こしやすい。したがって、普通では起きえないことが起きてしまう。そのような患者の治療は患部の消毒を特に注意して行わなければならない。

■第3章　臨床からの鍼の治効、6つのメカニズム
－生体機能を活用する治療学－

　柔道が技であることは誰しも知っている。次の文は、高橋華王著『武道の科学』（講談社）の一節である。

● **武道とは何か**
　「武道の第一の特徴は、力くらべではないというところです。相手に10の力があるとき、それを12の力で倒そうというのではないのです。相手の力の方向を利用し、それを変えてやることで、無用な力をかけずに相手の方から倒れるようにし向けるのが本来の武道の姿といえます。
　いいかえれば、武道では相手について知ることが大事なこととなってきます。これには科学的な視点が必要です。……」

　深い経験により編み出された術が、今、科学的に解明されている。鍼灸も術であることを認識することが、経験医術としての鍼灸を知る上でまず大切なことである。

― 第1節　科学的鍼灸治療法の構築 ―

　鍼灸を道具として用いて、自律神経機能を意図した方向に変えることが可能になった。どんなときには、どの道具（鍼の方法：治効メカニズム）を用いて、どうしようということを理論的にできるようになった、新しい科学的鍼灸治療について述べる。

1. 鍼灸臨床の構造と科学的取り組み

　漢方薬は、「どんなときに」「何を」「どのように」という医術である。鍼灸は、体壁が治療の場であり、治療対象状態である症状と体壁との関連がまず問われる。病状把握の手がかりと治療の手がかりがどこにあるかを知らねばならない。

1-1　鍼灸の臨床構造（どんなときに、どこへ、どのようにの医術）

　①どんなときに：どんな状態のときに、である。細かく生体の状態を観察することである。

　②どこへ：体壁のどこに治療を、である。局所か遠隔部か（遠隔部については、西洋医学の関連性、経絡・経穴、臓腑経絡系等の関連性を考える）、そして、生体の治す力への対応である。

　③どのように：鍼でどのように刺激を与えるか、である。鍼灸の古典には補瀉の術として伝えられているが、現代の医学理論で刺激に対する生体の反応性から対応できる。

　この3つについて科学的に解明して行くことが、鍼灸臨床を科学的に行うカギとなる。

2. 科学的取り組みの心

2-1　鍼灸とは何であるかを知ることが最初

　EBMという言葉が氾濫している。平家にあらずんば人にあらずのようである。まず大切なことは、経験医術には、長く用いられてきた歴史がある。このような歴史をもっているものとまったく新しく試みられようとしているものとは基本的に対応が異なる。

　歴史をもっているものは、それが何であるかがまず問われ、理解されなければならない。鍼とはどのようなものであるかをまず知ることである。

東洋医学では、「心身一如」という。身体だけを切り離したりしない。心と身体は一体としてのものと捉える。そしてそのことはさらに、心身のみではなく、人を自然界の一部と捉える。周囲の自然との関わり、四季という時間的自然環境との関わりのなかに鍼灸治療は存在する。そのような鍼灸を客観的に測るにはどのような尺度を用いたら測ることができるのかを研究しなければならない。とりあえず手元にある尺度で測る式の仕事は、間違うと宝物を壊してしまうことにもなる。測ることのできる尺度を求めることこそがEBMがまず行うことである。

鍼灸刺激が生体に直接引き起こす反応が治療に作用するのはわずかであると思わなければならない。周囲との関わりの中で治療反応は生じてくる。鍼灸刺激による直接的な反応のみを追いかけては鍼灸治療の解明にはならない。

2-2 鍼灸を知るには自然を知ること

鍼灸と研究、臨床という場面で50年の取り組みをした。その過程で教えられ、導かれたのは自然の世界からである。いつ頃からか「大地に立ち、自然とともにある」を生活信条とするようになった。自然とともにあることが鍼灸を知る道のように思われる。

大人から幼児まで夜更かしの傾向が強い。冷暖房が、四季の身体感覚を鈍らせている。潮の満ち干は、お産にも関わるように人々の日々の健康状態に関わらないはずがない。自然への理解が、現代人の抱える自律神経機能の不安定状態改善へのカギを握るものと思う。自然療法としての鍼灸は、先頭に立つ旗手として期待される。

第2節　鍼の治効、6つのメカニズム

そこで臨床の立場から、鍼を刺したら生体に何が起きるかを整理する。ここでは、現代医学の立場から、自律神経機能状態を指標にしてどんな鍼をすれば、どんな自律神経機能状態をつくれるのかを述べる。

以下の6つのメカニズムを区別できる。

「鍼の治効：6つのメカニズム」

- Ⓜ1　組織破壊による生体防御機転の刺激
- Ⓜ2　筋への刺鍼により、筋の過緊張を緩和し、血液循環を良くする刺鍼局所作用
- Ⓜ3　筋刺激による交感神経を遠心路とする反射機転
- Ⓜ4　皮膚・皮下組織刺激による副交感神経機能を主体的に高め、自然治癒力を高める機転
- Ⓜ5　坐位時の低周波鍼通電療法による全身的で適度な交感神経機能亢進作用（長坐位）
- Ⓜ6　臥位時の低周波鍼通電療法による全身的で交感神経機能の過緊張を解く作用

1．組織破壊による生体防御機転の刺激

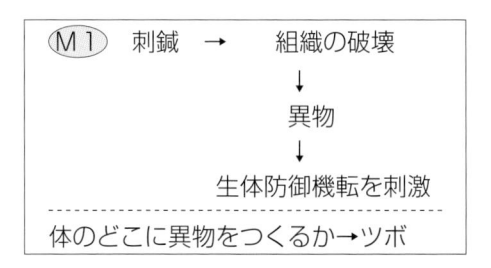

```
Ⓜ1　刺鍼　→　組織の破壊
                ↓
              異物
                ↓
          生体防御機転を刺激
----------------------------------------
体のどこに異物をつくるか→ツボ
```

　この点に関してはいまだ具体的な研究が少ない。しかし、生体組織が破壊されたら、鍼は異物として作用することは間違いなく考えられることである。その異物が生体防御機転を刺激する。異物のあるところに貪食細胞が集まる。どこにそのようなことを起こしたいのかによって、刺鍼の部位を選ばなければならない。

2．筋への刺鍼により、筋の過緊張を緩和し、血液循環を良くする刺鍼局所作用

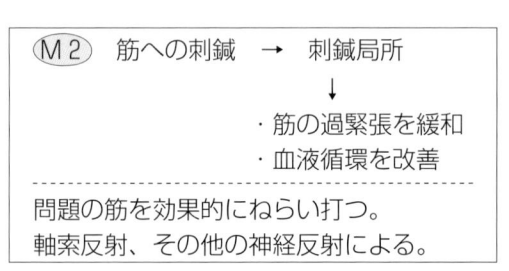

```
M2  筋への刺鍼  →  刺鍼局所
              ↓
         ・筋の過緊張を緩和
         ・血液循環を改善
-----------------------------------------
問題の筋を効果的にねらい打つ。
軸索反射、その他の神経反射による。
```

　鍼の最も通常の作用である。刺鍼局所に起きるが、筋の過緊張を緩和し、血液循環を改善する。前述の昭和大学木下の研究（P24）では、刺鍼により筋の過緊張の緩和が起きるメカニズムの最小の単位は、軸索反射であるとされている。ヒトに対する通常の刺鍼では、刺鍼刺激は中枢に行っているので、当然、中枢も関わる。ここでは、過緊張している筋をいかに的確に見つけ直接刺鍼できるかが問われる。触診、理学的検査による病態の正確な把握が重要である。

2-1　現代人の自律神経機能状態

　現代人は、著者らの研究＊では、多くの人は副交感神経機能の抑制（疲れやすい、疲れがとれない、体調が良くないなど）、交感神経機能の過緊張（いらいらしている、腰痛、肩こりなど）の状態にある。

2-2　日常的な体の不調は刺鍼により改善の方向に向く

　通常の状態で刺鍼を行って期待できる生体反応は、以下のとおりである。
・筋の過緊張の緩和
・血液循環の改善

＊　西條一止・他：心拍数で観察できる自律神経機能状態. 理療の科学, 16(1)：1－7, 1992.

・交感神経β受容体系機能の抑制
・交感神経α受容体系機能の亢進
・副交感神経機能の亢進

これらの反応は、日常的に生ずる疲労状態などを改善させるのに適している。したがって、鍼灸の治療により特別な工夫がなくても治療の成果を期待できる場合が多い。

2-3　痛みを主訴とする運動器の疾患

痛みを主訴とする運動器の疾患においては、理学的検査所見、症状局所への神経支配の知識、筋の過緊張、圧痛等を明らかにする触診などにより、多くは刺鍼部位を決められる。また、前記 Ⓜ2 の刺鍼による基本的な生体反応が、多くは症状を改善方向に向けてくれる。

2-4　わが国の鍼灸治療対象患者の90％は、痛みを主訴とする運動器の疾患

わが国の現状における鍼灸治療対象患者の90％は、痛みを主訴とする運動器の疾患患者である。単純な運動器の障害だけであれば、多くは「補瀉の術」などの工夫がなくても、刺鍼の刺激量の判断ができ、理学的検査、触診、神経学の知識があれば治療可能である。

この段階までは、鍼灸は治療の必要な部位を効率よくねらい打ちできる特殊な物理的刺激療法として理解できる。現在、わが国で教育されている鍼灸の多くはこの段階にある。

2-5　局所療法として滞りをとる刺鍼

筋の過緊張や圧痛、硬結、冷えなどの体壁症候群といわれる反応に対しての刺鍼であり、最も通常に行われているものである。このような反応を改善させることにより、生体は全身的に自律神経機能の反応しやすい状態となる。生体を改善の方向に向かわせる治療に必要な反応を起こさせる準備状態をつくるものとして重要である。

3．筋刺激による交感神経を遠心路とする反射機転

```
┌─────────────────────────────────────────┐
│ M3   筋への刺鍼  →  交感神経            │
│  雀啄刺激           β受容体系機能抑制    │
│                                         │
│      交感神経を遠心路とする反射          │
│  ─────────────────────────────────      │
│        皮膚節、筋節など                  │
└─────────────────────────────────────────┘
```

　これは M2 で述べた刺鍼局所反応ではなく、遠隔部への反応である。交感神経を遠心路として起きる。

3-1　自律神経反応を基本とした鍼灸臨床

　生体は、神経系、内分泌系、免疫系など、多くの仕組みによって支配され調節されている。しかし、これらの最初の窓口はその多くが神経系である。各器官の状態をコントロールする遠心路は自律神経系である。したがって、自律神経活動がどのように変化するかによってその支配下にある各器官の機能状態が変わる。

　体壁に物理的刺激を用いて体のあちこちに変化を期待する療法としては、自律神経を手がかりとすることが有効な手段であることがわかる。内分泌や免疫が治療に関わらないのではない。これらも含めて自律神経系に支配されているから、自律神経系の機能をどのように変えたら内分泌や免疫がどう変わるだろうかと考えることである。

3-2　鍼灸刺激の反応の特徴

　刺鍼雀啄刺激は、一定の方向性をもった反応を生起する。それは、交感神経β受容体系機能抑制・副交感神経機能亢進である。

3-2-1 刺鍼の深浅の意味

1) 皮膚・皮下組織への浅刺

皮膚、皮下組織への浅刺は、副交感神経を遠心路とする反応を生起する。しかし、この反応を治療に用いるには他の工夫が必要である。

2) 筋膜・筋への深刺

筋膜、筋への深刺は、交感神経 β 受容体系を遠心路とする反応を生起する。

交感神経反応は副交感神経反応を制御してしまう。したがって、副交感神経反応を期待したいときには筋刺激をしてはいけない。筋まで刺すかどうかは明確に区別されなければならない。

3-3 交感神経反応の特徴

交感神経反応には下記のような特徴がある。
①反応が強い。
②反応はリバウンドする。刺激し、揺さぶる。
③脊髄断区関連反応が強い。

反応が強いのは交感神経反応の大きな特徴であり、臨床上生かされるところである。しかし、反応はリバウンドするので反応を方向づけることはできない。滞り、歪みをとるのに最も強力な道具となる。

脊髄レベルの神経機構から考えても、脊髄断区などの関連反応が強く、訴えに近い部からの刺激ほど効果的と考えられる。

刺激し揺さぶることが反応を一層強くする。同じ刺激を続けることで、呼吸のリズムなど生体側の条件が変わるので揺さぶり効果が現れる。草や木を抜くとき揺すっておいて引き抜く。揺さぶることが有効なのはこれと同じである。

3-4 交感神経反応を起こす刺激の特徴

交感神経反応を起こすのは以下の条件である。
①筋膜、筋刺激

②体位は臥位が再現性よく反応をつくる。
③部位を選ぶ：神経、経絡等による人体の仕組みと症状との関連部位を選ぶことにより、反応を効果的に起こせるものと考えられる。
④10数秒以上の持続刺激
　置鍼がこの反応を起こすか疑問である。少なくとも反応をつくってはいない。しかし閾値下刺激として関わっていることは期待できるところであるし、他の反応に関わりをもっている可能性もあるから、臨床的に手応えを感じれば用いるべきである。あることがわかったときに、それがすべてと思いがちである。人体は極めて高度な仕組みをもっている。まか不思議な世界である。
　どのことはどの範囲に一般的なこととして捉えられるか、どのことは特殊なこととして特殊な場面でしか捉えられないか。このことが最も重要であり、鋭い洞察力の問われるところである。

3-5　交感神経反応と体位

　刺鍼時反応は交感神経β受容体系の抑制である。
・臥位が生体側の条件として同調する。
・臥位は交感神経抑制の方向を向いている。

4. 皮膚・皮下組織刺激による副交感神経機能を主体的に高め、自然治癒力を高める機転

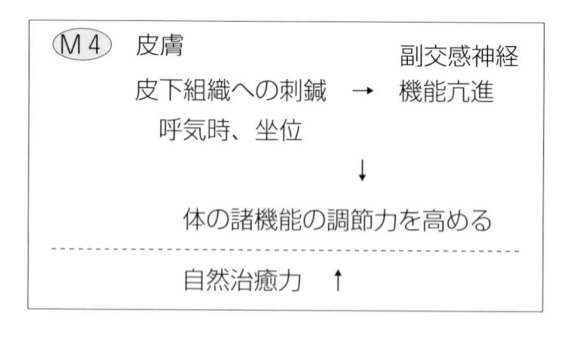

```
M4  皮膚                    副交感神経
    皮下組織への刺鍼  →   機能亢進
    呼気時、坐位
                ↓
    体の諸機能の調節力を高める
    --------------------------------
    自然治癒力　↑
```

4-1　刺鍼による反応は2群に分けて考える

　刺鍼による反応は、リバウンドするものとリバウンドしないものの2群に分けて考えるのがわかりやすくする。

1)　リバウンドする反応
　刺鍼により生体を刺激をして生体に反応をつくる。起きた反応はリバウンドする。通常のものがほとんどここに属する反応である。

2)　リバウンドしない反応
・刺鍼刺激による反応と生体リズムによる反応とを同調させる。
・閾値下刺激として刺激を作用させ、生体がおかれている状況の中で変動しやすい方向に反応を生じさせる。

　この2つの方法によって、リバウンドしない反応をつくれる。自律神経機能を方向づける治療である。

4-2　副交感神経反応の特徴

　副交感神経反応には下記のような特徴がある。
　①全身反応
　②即時反応
　③リバウンドしない持続反応
　④反応は弱い
　⑤副交感神経反応は、交感神経機能を高める反応を誘起する。

　1本の刺鍼で全身反応を起こす。このことは、遠隔部からの作用を可能にする。いろいろな組織、器官への影響を可能にすることを意味する。

　即時反応を起こすから、直後効果が確認できる。しかし、筋、血管、内臓などの器官の違いが効果を現す時間差をつくる。筋ではほとんど即時に、血管では数分、内臓ではもっと時間が必要とも思われる。したがって、即時に効果が見られるとともに、数日後に効果が現れることも期待できる。自律神経活動の

高まりは、恒常性保持機能、自然治癒力の高まりを可能にしている結果と考えられる。

リバウンドしない反応というところに、自律神経機能の方向づけが可能という特徴がある。

反応が弱い。ここに使い方の難しさがある。生体の機能が動きやすい状態を上手につくれるかどうかが、副交感神経反応を効果的に用いられるかどうかを分ける。

交感神経機能を高める反応を誘起することが恒常性保持機能、自然治癒力を高める反応などに大きく関わっている。したがって、交感神経機能が誘起されやすい状態をつくっておくことが必要である。それは、全身の緊張、冷えなどの滞りを良く改善させておくことである。

副交感神経反応を主体とする治療は、その反応を生かすための準備が大切である。

4-3　副交感神経反応を起こす刺激の特徴

副交感神経反応を起こすのは以下の条件である。
・皮膚、皮下組織刺激
・部位を選ばない（体表上で）
・呼吸相、体位等の機能状態を選ぶ

部位を選ばないという意味は、体表上で選ばないということで、皮膚、皮下組織という部位は選ぶわけである。また、肘から先、膝から先が効果的である。臨床的に使用しやすい外関を著者は使う場合が多い。手首から先の部分は、筋が少ない部であるから副交感神経反応を起こしやすい部とも考えられる。

特に呼吸のリズムが重要であり、副交感神経機能を高めるのは呼気時である。自律神経機能の高まりやすい坐位がよい。

4-4　副交感神経反応と呼吸、体位

刺鍼時反応は副交感神経機能亢進である。

呼気時、坐位が生体側の条件として同調する。

呼気時は生体の副交感神経機能が高まる。
坐位は生体が自律神経機能を高めたい方向を向いている。

5．閾値下刺激の鍼治療における意味

臨床の中で、低周波鍼通電療法が閾値下刺激として作用しているのではないかという示唆を受けた。
1Hzの低周波鍼通電刺激は、**筋には単収縮をつくるが、シナプスを越えることができないために自律神経反射をつくれないもの**と考える。

5-1　坐位時の低周波鍼通電療法による全身的交感神経機能の適度な亢進作用

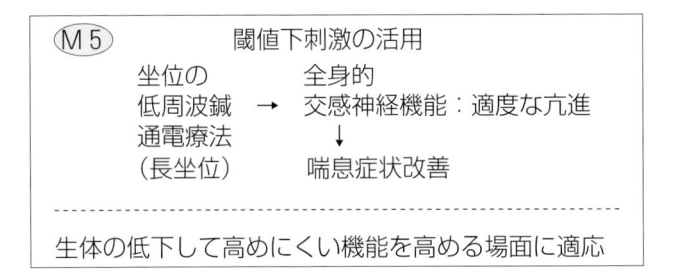

```
M5            閾値下刺激の活用
    坐位の          全身的
    低周波鍼  →   交感神経機能：適度な亢進
    通電療法          ↓
    （長坐位）     喘息症状改善
-------------------------------------------
  生体の低下して高めにくい機能を高める場面に適応
```

5-2　臥位時の低周波鍼通電療法による全身的交感神経機能の過緊張を解く作用

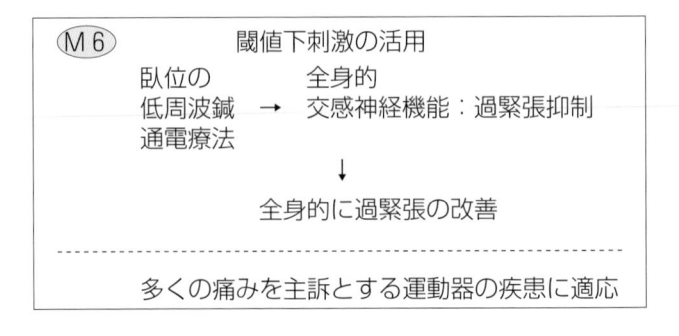

```
M6            閾値下刺激の活用
    臥位の          全身的
    低周波鍼  →   交感神経機能：過緊張抑制
    通電療法          ↓
              全身的に過緊張の改善
-------------------------------------------
  多くの痛みを主訴とする運動器の疾患に適応
```

5-2-1　気管支喘息と坐位時・低周波鍼通電療法

● 症状から治療への発想

　治療は、病的状態を少しでも良くしようという人為的行為である。鍼灸師は、鍼、灸を主たる道具として治療を行うが、患者がおかれている環境条件をうかがい知り、病状を軽快させる条件を人為的に整え活用することが、「気をうかがう治療」ということと考える。軽快因子こそが治療を考える上での示唆を与えてくれる積極的治療因子であり、増悪因子は、悪くさせないための配慮事項として消極的治療因子と位置づけられる。

　自然環境の中に存在する積極的治療因子を人為的に拾い出し、相乗効果をねらい、病的状態から抜け出す力を患者に得させるところに自然軽快とは異なる治療としての意味がある。

　喘息発作時に熱手浴が用いられる。肺のうっ血を去り、咳の発作を軽快させるといわれるが、温浴ではなく熱浴というところに交感神経機能を高めるという効果が関わっているものと思われる。

● 症例

> 症例1：17歳の男子、高校生
> 　体格はしっかりしており喘息以外にはまったく問題はない。

> 症例2：11歳の男子、小学6年生
> 　喘息とアトピー性皮膚炎がある以外は元気。

　症例1、2については、坐位で、合谷－孔最、1Hz、20～40分間の低周波鍼通電療法を行い、治療中に発作の喘鳴を改善することができた。それぞれ数回経験した。

　程度が軽いときには、通電し始めて数分で喘鳴が聞こえなくなる。

> **症例3：62歳の主婦**
> 糖尿病と気管支喘息を合併し、喘息でここ1年、入退院を繰り返していた。痩せて、腹力も弱く虚証である。

　この症例については、低周波鍼通電療法は使いにくいと考え、1度目は通常の鍼治療をした。

　1週間後、2回目に見えたときには、吸気時、呼気時ともに大きな喘鳴が聞こえる発作を起こしており、37.2℃の発熱があった。治療には迷ったが、坐位、低周波の治療を行うしかないと考え、思い切って通電を始めた。数分で、息苦しさが改善し患者の表情が良くなってきた。聴診すると喘鳴が半分ぐらいになった。通電30分で喘鳴はほとんど聞こえなくなり、熱も下がり患者は元気になった。

　3回目の治療日は、4日前から風邪を引き、喘息発作も起き、著者の治療担当日の月曜日をなんとか待っていたとのことである。このときは話もできないような状態だった。

　1時間、合谷－孔最に通電したが、喘鳴は半分程度に改善したけれども十分ではない。そこで少し休憩し、休憩後、風門－肺兪で坐位の低周波鍼通電をした。あまり変化がなかったので、もう一度、合谷－孔最に戻し、30分間の通電で喘鳴のほとんどが改善した。気分も良くなった。

㊗治療　坐位で行う。脳貧血を予防するため**長坐位**とする。合谷－孔最がよい。1Hzで通電する。時間は、20分とするが、効果が十分でないときには20分を繰り返すことによって効果が期待できる。

㊗効果　外来に通院できる程度の発作は、10〜30分前後で喘鳴は改善する。

● 治効メカニズム

　針麻酔は痛み研究の発端ともなり、そのメカニズムについて脳内モルヒネ様物質など多くの研究がなされた。しかし、いまだ結論は得られていない。著者は気管支喘息の治療の中から貴重な経験を得た。

　自律神経機能に関する研究のさい、吸気時、呼気時に副交感神経機能が亢進、

抑制を繰り返す呼吸のリズムについて知り、この変化を活用して気管支喘息治療ができると考え、呼気時のみ、吸気時のみにパルスを出せる低周波治療器をつくり治療に応用した。しかし、どうしてもうまく行かなかった。

平成4年当時は、研究の進展によって体位の違いによる交感神経機能の変化について知り、また、気管支喘息の起坐呼吸にもヒントを得て、患者の体位を長坐位で治療を行った。

その結果、気管支喘息発作を起こしている患者の喘鳴を治療中に改善することができるようになった。

● 前記の㊙療は、臥位で行うと気管支喘息患者の発作を誘発する。

1) 坐位、立位が交感神経機能を高める

病気の症状は、病的状態に陥った組織、器官の異常な機能状態の徴といえる。したがって、症状は機能異常を起こしている組織、器官を示すとともに、機能異常の状態も教えてくれる。病気を診察する上で極めて重要な意味をもつ。このことはだれでも理解している。しかし、症状には、もう1つ、治療を示唆するものという意味がある。

気管支喘息について学んだのは、もう50年以上も前である。しかし、20年前まで起坐呼吸が喘息の鍼治療に重要な示唆を与えていることに気がつかなかった。

体位の違いは刺鍼反応に大きな影響を与えるので、当然、治療効果に関わるものであることが理解できる。

喘息発作時に坐位になると咳の発作が楽になるというのは、交感神経機能の高まりが関わっているからである。咳が楽になって横になるとまた、交感神経緊張が低下するので咳が出始めるという繰り返しをする。

2) 1 Hzパルス刺激の反応

1 Hz前後の低周波治療は筋に収縮をつくることを原則としている。通電せずに雀啄刺激でも痛覚閾値上昇という同様の反応をつくれることは、中国でも伝えられ、著者らも昭和40年代に基礎的実験により確かめた。電気にも、雀啄

にも共通するのは筋刺激である。

3) 骨格筋の収縮と自律神経反応

骨格筋が強縮すると副交感神経機能を抑制し、交感神経機能を高める。つまり、筋が収縮すると副交感神経機能を抑制し、交感神経機能を高める自律神経反応を起こす。ところが、筋の単収縮（低周波通電による1秒間に1回の収縮）では、ポリグラフで観察しながら低周波通電をしても上記の自律神経反応を起こさない。つまり、刺激はあるけれども反応はつくれない閾値下刺激として作用していると考えられる。

シナプスは短い間隔で続けざまにやって来る活動電位は通過させるが、ただ1個の活動電位や長い間隔でやって来る活動電位は通過させないという一種の「判断力」を備えている。

運動ニューロンと筋細胞との神経筋接合部においてもシナプスと同様のアセチルコリンの放出が起こる。個々の神経筋接合部ではただ1個の活動電位でも大量のアセチルコリンが放出されるので、これによって発生する1個のシナプス電位は発火レベルに達することになり、筋細胞の細胞膜に活動電位を発生させ、筋を収縮させる。

1Hzの低周波鍼通電刺激が骨格筋に収縮はつくるが心拍数に変化をつくらない：自律神経反応をつくらない仕組みは、1Hz刺激がシナプスを通過しないために起きる現象である。

筋に単収縮をつくる低周波療法は、副交感神経機能抑制、交感神経機能亢進という反応の閾値下刺激として働くことにより、自律神経機能の変動しやすさをつくっているものと考える。その結果、臥位で行うと発作を誘発し、坐位で行うと発作を止めることができるというまったく反対の反応を同じ刺激が起こしている。

坐位と臥位の生体の状態の違いが、状態をどちらの方向へ向けようとしているのかの反応の方向性を決定しているものと考えられる。**これが M5 M6 の治効メカニズムである。**

1977年（昭和52年）には、呼吸のリズムを手がかりに副交感神経機能を中心に試みたが失敗した。気管支喘息については、体位の要素による交感神経機能が主体的に機能しているようである。

　低周波療法は自律神経に対し閾値下刺激として作用し、その変動しやすさをつくり、特定の方向性をもった反応をつくるものではないと考えられる。

6．自律神経機能を方向づける治療のまとめ

　Ⓜ4 Ⓜ5 Ⓜ6 は、自律神経機能を方向づける作用をする重要な道具である。ここで総括する。

6-1　経験医術の真髄：生体機能を活用する治療

　経験医術は、生体の機能を種々の方法により活用する生体機能を主体とする医術である。

6-1-1　物理的刺激と生体反応

　物理的刺激によって生起できる生体反応は以下の2つに大別できる。

1）刺激によって起こされる反応

　この反応は、生体にある恒常性保持機能によってコントロールされる。したがって、恒常性保持機能が不安定な場合には、コントロールできずに発作などを誘発したりする。治療時には注意が必要である。

2）刺激による反応と生体リズムとを同調させてつくる反応

　刺激による反応と生体リズムとを同調させ、本来、生体に存在する状態に機能的変化を意図的につくる。

6-1-2 治療に必要な反応は生体内にある

1) 治療に必要な反応を引き出しやすい場をつくるための治療

　生体に筋や血管の過緊張としての歪みがあると、刺激に対して反応しにくい。したがって、これらの歪みをまず改善させ、生体が反応できる状態をつくることが必要である。これは筋緊張や冷えに、直接関節に刺鍼し改善させる。

2) 治療に必要な反応を引き出す

　補瀉の術は、自律神経機能を方向づける治療である。Ⓜ4 Ⓜ5 Ⓜ6 がその役割をする。

6-2　自律神経機能状態を方向づける治療（補瀉の術の解明）

　自律神経機能状態を意図的に治療者が選択できるということである。

6-2-1　Ⓜ4 副交感神経機能を高める：浅刺・呼気時・坐位の刺鍼法

　交感神経機能の高まりも連れてくる。
　補術としての基本と考える。
　副交感神経系を主体として生体の機能を高めたいときに適応する。
　現代人には、ほとんどの状態に用いられ有効である。
　生体の自律神経活動を高めることにより歪みを改善しようとするので、自律神経が関与する解けにくい生体の歪みが対象となる。
　自然治癒力を高めていることと考えている。

6-2-2　Ⓜ5 交感神経機能を高める：長坐位時での低周波鍼通電療法

　長坐位で行う。
　合谷－孔最、1Hz、通常10分間行う。
　気管支喘息の喘息症状時等に適応する（20分～60分間行う）。
　交感神経系を主体として生体の低下している機能を高めたいときに適応する。

6-2-3 Ⓜ6 交感神経機能の過緊張を改善する：臥位時での低周波鍼通電療法

　現在、広く用いられている中国の針麻酔方式の臨床応用である。特徴は、生体の呼気時、吸気時ともに刺激されるので、生体内で反応が揺さぶられるような状態となる。多くは呼気時の時間が少し長いためか、最終的には呼気時反応が残る。揺さぶり療法として、結果的に補術となる。

　揺さぶるというところから、頑固な、慢性的な状態に適応する。運動器の痛みや、自律神経症状に広く用いられている。刺鍼の部位として、全身反応を期待するのは基本的には**合谷－孔最**が優れている。しかし、それぞれの症状により種々の経穴が用いられているが、肘、膝から末梢部が効果的である。

　全身反応を期待してのものなので原則として1Hzで用いる。

　上記のⓂ4 Ⓜ5 Ⓜ6を道具として用いると、自律神経系を窓口とする治療は理論的に組み立てられる。副交感神経機能を抑制する刺鍼法がないが、臨床的にはほとんど必要ないと考える。弊害の方が大きい可能性が高いのであえて示さない。

6-3　体位の活用

　体位と交感神経機能は密接な関わりがあり、坐位、立位ではその機能を高め、臥位では機能を低下させる仕組みが生体にはある。この仕組みを治療に活用する。

6-3-1　長坐位を活用する治療

　気管支喘息の喘息症状を治めるのに長坐位を用いたが、以下のように交感神経機能を適度に高めたいときには長坐位を用いるとよい。

　①うつ症状患者は、通常にベッドで治療すると、終了したときに緊張が緩み楽になるが、そのまま寝ていたがる。このようなときには、治療の最後にⓂ5を10分間行うと身体に適度な緊張感ができ、患者は気持ちよく身支度を

して帰ることができるようになる。

②変形性膝関節症でも、関節に炎症症状があり血管拡張が起きると関節が腫れてしまうようなとき、長坐位で局所に低周波鍼通電療法や刺鍼をするとよい。関節リウマチの患者でも活動性が高くなければ用いられる。血沈値でいうと1時間値50mm以下程度であろう。

③喘息発作が起きそうな患者の気管支に刺激を与えたいために背部に刺鍼もしくは低周波鍼通電療法を行うとき。

④片頭痛患者の低周波鍼通電療法を行うとき。ほぼ気管支喘息患者に準じて行う。

⑤アトピー性皮膚炎の患者で皮膚がじくじくしている状態のとき。

⑥治療後活動的な状態にしたいとき。（夜間勤務者の勤務前治療など）

⑦のぼせ気味で頭がすっきりしない。緊張感をつくりたい。

7．「鍼の治効：6つのメカニズム」それぞれの特徴

鍼の治効の6つのメカニズムと臨床応用のまとめを以下に示した。

1．刺鍼時の局所反応、遠隔部反応、全身反応

○ 局所反応

- Ⓜ1 組織破壊による生体防御機転の刺激
- Ⓜ2 筋への刺鍼により、筋の過緊張を緩和し、血液循環を良くする刺鍼局所作用

○ 遠隔部反応

- Ⓜ3 筋雀啄刺激による交感神経を遠心路とする反射機転

○ 全身反応

- Ⓜ4 皮膚・皮下組織刺激による副交感神経機能を主体的に高め、自然治癒力を高める機転
- Ⓜ5 長坐位時の低周波鍼通電療法による全身的交感神経機能の適度な亢進作用

- Ⓜ6　臥位時の低周波鍼通電療法による全身的交感神経機能の過緊張を解く作用

2．生体に自律神経機能の方向性を与える

- Ⓜ4　皮膚・皮下組織刺激による副交感神経機能を主体的に高め、自然治癒力を高める機転
- Ⓜ5　長坐位時の低周波鍼通電療法による全身的交感神経機能の適度な亢進作用
- Ⓜ6　臥位時の低周波鍼通電療法による全身的交感神経機能の過緊張を解く作用

3．生体機能と刺激による反応が同調

- ○　リバウンドする反応
- Ⓜ3　筋雀啄刺激による交感神経を遠心路とする反射機転
- ○　リバウンドしない反応
- Ⓜ4　皮膚・皮下組織刺激による副交感神経機能を主体的に高め、自然治癒力を高める機転

4．閾値下刺激の活用：期待したい反応が起こるような仕組みをつくる

- Ⓜ5　長坐位時の低周波鍼通電療法による全身的交感神経機能の適度な亢進作用
- Ⓜ6　臥位時の低周波鍼通電療法による全身的交感神経機能の過緊張を解く作用（置鍼の効果もこのメカニズムに入るものと考える）

5．リバウンドしない反応

- Ⓜ4　皮膚・皮下組織刺激による副交感神経機能を主体的に高め、自然治癒力を高める機転
- Ⓜ5　長坐位時の低周波鍼通電療法による全身的交感神経機能の適度な亢進作用
- Ⓜ6　臥位時の低周波鍼通電療法による全身的交感神経機能の過緊張を解く作用

6．刺鍼部位を選ぶ

- Ⓜ1 組織破壊による生体防御機転の刺激
- Ⓜ2 筋への刺鍼により、筋の過緊張を緩和し、血液循環を良くする刺鍼局所作用
- Ⓜ3 筋雀啄刺激による交感神経を遠心路とする反射機転
- Ⓜ5 長坐位時の低周波鍼通電療法による全身的交感神経機能の適度な亢進作用
- Ⓜ6 臥位時の低周波鍼通電療法による全身的交感神経機能の過緊張を解く作用

7．刺鍼部位を選ばない

- Ⓜ4 皮膚・皮下組織刺激による副交感神経機能を主体的に高め、自然治癒力を高める機転

8．揺さぶり反応：連続刺激は生体リズムとの関係で揺さぶり刺激となる

- Ⓜ5 長坐位時の低周波鍼通電療法による全身的交感神経機能の適度な亢進作用
- Ⓜ6 臥位時の低周波鍼通電療法による全身的交感神経機能の過緊張を解く作用
  - Ⓜ3 筋雀啄刺激による交感神経を遠心路とする反射機転
    - Ⓜ2 筋への刺鍼により、筋の過緊張を緩和し、血液循環を良くする刺鍼局所作用

Ⓜ3 Ⓜ2 が書き出しが下がっているのは、順に反応が弱くなるという意味である。

9．刺鍼反応の強さ

○ 局所反応は全身反応より強い

- Ⓜ2 筋への刺鍼により、筋の過緊張を緩和し、血液循環を良くする刺鍼局所作用

○ 局所反応＋揺さぶり全身反応
Ⓜ6 臥位時の低周波鍼通電療法による全身的交感神経機能の過緊張を解く作用

10. 全身反応の強さの順序

反応の強い順から並べると以下のようである。
○ 交感神経反応
Ⓜ3 筋雀啄刺激による交感神経を遠心路とする反射機転
○ 閾値下、揺さぶり反応
Ⓜ5 長坐位時の低周波鍼通電療法による全身的交感神経機能の適度な亢進作用
Ⓜ6 臥位時の低周波鍼通電療法による全身的交感神経機能の過緊張を解く作用
○ 揺さぶらない同調反応：シャープだが弱い
Ⓜ4 皮膚・皮下組織刺激による副交感神経機能を主体的に高め、自然治癒力を高める機転

7-1 刺鍼の順序による工夫

● 気管支喘息

　気管支喘息患者での浅刺・呼気時・坐位の刺鍼法の用い方については、気管支喘息患者で発作が起きそうな患者には、浅刺・呼気時・坐位の刺鍼法は用いられない。副交感神経機能を高め、気道抵抗を高めて咳を誘発し呼吸困難を招く。そこで長坐位での低周波鍼通電療法を用いるわけであるが、長坐位での低周波鍼通電療法を行った後には、浅刺・呼気時・坐位の刺鍼法を行うことができる。

　長坐位での低周波によりあらかじめ交感神経機能を高めておくと、その後、副交感神経機能を高めても大丈夫である。この組み合わせの順序によって、浅刺・呼気時・坐位の刺鍼法による自然治癒力を高める効果により、気管支喘息患者の発作予防効果を高めることができる。

　浅刺・呼気時・坐位の刺鍼法による自然治癒力の高まりを期待し以下のよう

に行ったのであるが、予測通りの結果を得た。

気管支喘息治療の手順

○ 腹壁での歪みをとる：速刺速抜
Ⓜ2 筋への刺鍼により、筋の過緊張を緩和し、血液循環を良くする刺鍼局所作用
○ 気管、気管支に刺激を与え生体反応の変動性をつくる
Ⓜ3 筋雀啄刺激による交感神経を遠心路とする反射機転
○ 喘息症状改善の方向性をつくる
Ⓜ5 長坐位時の低周波鍼通電療法による全身的交感神経機能の適度な亢進作用
○ 自然治癒力を高め喘息発作を予防する
Ⓜ4 皮膚・皮下組織刺激による副交感神経機能を主体的に高め、自然治癒力を高める機転

7-2 交感・副交感神経機能のバランス

自律神経機能はパラレルに動けるのが正常である。しかし自律神経機能に動きにくさが起きるのが身体の不調である。

交感神経機能が動きにくい状態でⓂ4を行ったときに、治療中、治療後に嘔気が起きることがある。交感神経機能が高まらないために副交感神経機能優位状態になるものと思われる。

このことへの対応策は、Ⓜ4を行う前に立位で、その場足踏みを１、２分間行わせた後にⓂ4を行う。

疲れ気味で交感神経機能の高まりが期待しにくいときなどは、その場足踏みを行わせⓂ4の呼吸回数分を５回程度に少なくし様子を見ることである。

Ⓜ4による副交感神経機能の高まりが起きにくいときには治療効果が見られない。そのときには、全身に見られる不具合（緊張感、冷えなど）を改善させ、全身的な機能が動ける場をつくる必要がある。

このことは、実際の治療上極めて大切なことである。十分に配慮する必要が

ある。

7-3 治効メカニズム5の可能性

Ⓜ️5は、気管支喘息、片頭痛の症状に対する治療として書いているが、身体の低下していて高めにくい機能を高める治療として活用の可能性が見えてきている。注意深く種々の場面で試してほしいと期待している。

7-4 Ⓜ️5、Ⓜ️6は連続使用ができる

Ⓜ️5とⓂ️6は、気管支喘息の発作に対してⓂ️5は発作を改善し、Ⓜ️6は発作を誘発する。逆の反応をつくる。普通に考えると同一の患者に対して2つの治療を連続して用いることはできないように思われる。しかし、臨床の場では、慢性頭痛の代表格は緊張型頭痛と片頭痛であるが、緊張型頭痛は緊張を解くためにⓂ️6が適応する。一方、片頭痛はⓂ️5が適応する。混合性頭痛は2つの頭痛が同居している。このような場合の用い方である。

Ⓜ️5は、交感神経機能を高めるという方向性のある反応をつくる。したがって、用いる場面は交感神経機能を高めたい場面である。気管支喘息、片頭痛など発作的な急性症状のときに多く用いる。したがって、Ⓜ️5の適応症状があり、片頭痛、緊張型頭痛が混合しているときには、片頭痛に対するⓂ️5が先である。片頭痛の発作の起きやすさに対処してから、緊張型頭痛へのⓂ️6を行う。

Ⓜ️6は特定の方向性のある反応はつくらない。自律神経機能の変動しやすさをつくる。変動しやすさによって起きてくる反応は、緊張を緩めるという方向の反応である。したがって、生体が気管支喘息の発作を起こしそうな状態にあるときに、その方向に反応が起きてしまうために気管支喘息の発作を誘発したように見える。発作はⓂ️6がつくったものではなく、Ⓜ️6がつくったのは生体機能の変動しやすさなのである。

したがって、Ⓜ️5、Ⓜ️6を連続して用いたいときには原則としてⓂ️5、Ⓜ️6の順序である。Ⓜ️5の反応を治療後に残したいときには、Ⓜ️5、Ⓜ️6、Ⓜ️5という風に用いる。

Ⓜ5は、交感神経機能を高めるという特定の方向性を持つ反応をつくる。Ⓜ6は、特定の方向性のある反応をつくらない、変動しやすさをつくる。
　この特徴をしっかり考えることである。
　Ⓜ5、Ⓜ6は生体への作用は、変動しやすさをつくっている。同じである。しかし、Ⓜ6の臥位という姿勢は、生体が緊張を緩め、機能を低下させているので、過緊張が緩められるという反応が導かれる。しかし、Ⓜ5の坐位という姿勢は活動姿勢であり、生体機能に緊張感を与えている。そこに活動性を高めるという方向性のしばりがあるわけである。
　Ⓜ5が作用する場は天井が下がり立ち上がれないという場面である。下がった天井を押し上げるように働く。Ⓜ6は床がせり上がっているため位置を下げられないという場面である。せり上がった床を押し下げるように働く。2つは作用する場が異なる。Ⓜ5が対象となる症状が気管支喘息、片頭痛など急性症状なので、こちらを先に対処するということである。

■第4章　治療の実際

鍼灸治療がどのように考えられ、組み立てられるのかの骨子を「基本的治療法」として述べる、治療の設計図である。具体的な治療へと導かれる。

― 第1節　種々の訴えに対する治療の基本的な考え方 ―

1. 東洋医学の証の意味と現代的な価値

　腰痛は、今日、わが国の成人の最も多い訴えである。しかもその多くは、運動不足、姿勢の不良、過労などからくる機能的なものである。初心者は、まず腰痛についての治療から学ぶことである。それも、全身状態にあまり問題のない単純な腰痛から始める。

　運動器の訴えで全身状態にあまり問題のない患者は、証判定の必要はない。わが国で相当数の鍼灸師は、実際に証判定なしに運動器の訴えの治療をしている。このことは、鍼灸治療に証判定が必要ないということではない。運動器の訴えを主訴とする患者でも、自律系の訴えのある患者は全身状態に対する配慮をした治療が必要となる。そこに、1つの専門的な全身状態の異常の捉え方として証が存在する。そして、本書で述べている生体の治す力を高める治療は、証判定による治療効果の多くを解決し補う方法である。

　証には、長年の経験的知恵が内在されていると考えられる。しかし、科学的な裏づけを見つけられないとき、素直に受け入れられる人と受け入れられない人が当然ある。証として全身状態の1つの異常の捉え方ができなくても、訴えへの臨床的に有効な治療はできる。まず治療ができるようになり、経験を積みながらより的確な方法を到達目標として努力すればよい。

　治療には、治療対象とする症状に対して行う治療（標治法）と体全体の機能状態を良くしようとする治療（本治法）とがある。この2つを組み合わせ治療

する。訴えの症状以外に全身に機能状態の異常がない場合は、本治法が必要ないということである。全身の機能状態の異常が大きいほど、本治法の果たす役割が大きくなる。全身の機能状態の異常とともに体力の低下が強いほど、高度な治療技術が必要となる。

2．治療の構成、標治法と本治法

2-1　標治法

　標治法は、症状の改善を直接目的として行う治療である。多くは症状のある局所に行われることが多いが、東洋医学、西洋医学の人体に関する仕組みを活用して、離れたところから行われることもある。

2-2　本治法

　本治法は、体全体の機能状態を整え、良い状態にすることを目的とした治療である。

　古典的に経絡の虚実の証を判定し、補瀉の法則に基づいて行われるものを本治法と呼んでいる。しかし、本治法の目的は体の機能状態を整え、良い状態をつくることである。その目的こそが大切なことであり、実際の治療方法はいろいろあってよい。

　本治法の目的を機能別に考えると下記のようであり、このことを上手に行わせることである。
　①栄養の吸収
　②代謝産物の排出
　③良好な体液循環
　④活動と休息のリズム
　⑤体の機能状態の調整
　上記の5つのことについて、体のどこに問題があるかを把握し、的確に治療を行おうという知恵が経絡の虚実の証の判定である。

①、②を整えることは、消化器系、呼吸器系、泌尿器系の機能を整えることである。③、④は、全身の組織、器官の活動の異常を整えることである。したがって、①、②は、兪穴、募穴、経絡を用いた、主として胸腹部、背腰部の治療を意味し、③、④は、全身の筋、皮膚、血管などの緊張の異常を診査し改善させることである。これらのことを行うことによって、⑤は自ずから行われるのが本来であろう。しかし、⑤は独立して行うこともできるので、初心者は分けて行った方がよいであろう。

⑤を独立して行うときはⓂ④（治効メカニズム－4）を行う。

本治法の基本はここにある。少し時間はかかっても、このようなやり方であれば、初心者でも本治法の目的を持った治療が行える。経験を積みながら質の高いものを身につけられるよう努力をすればよい。

治療は、下記により構成される。

> 1．標治法
> 2．本治法－1　（①、②、③、④の異常を解く）
> 3．本治法－2　（⑤体の機能の調整）

3．組織損傷があると考えられるときの治療の考え方

3-1　組織損傷のあるときとないとき

組織の損傷がないということは、機能的な障害ということである。機能を整え正常にするということで、鍼灸はまさにそのことを行っているわけである。

組織の損傷があるときの治療をどう考えるか。

指を切った例を考えてみよう。まず、消毒をする。軟膏などの薬をつける。絆創膏、包帯等で保護する。そして治るのを待つ。これを一般化してみると、

①消毒（感染の防止）

②軟膏をつける。軟膏の薬効も期待されるところであるが、人体自身に回復力があるので、むしろ軟膏により傷口を密閉し感染を防ぐことの意義の方が大

きいと考えてもよい。

③絆創膏等による保護。傷口を安静にすることである。

このように組織損傷への対処は、感染を防いで傷口を安静にすることである。この過程を腰痛などに置き換えてみる。腰痛の場合はほとんどが傷口がない。外傷でなければ感染の防止はほとんど問題にならない。つまり安静が必要ということである。

組織損傷を伴うと考えられる場合は、まず損傷部の安静が求められる。それでは治療はどのような役割を担うのか。自然治癒力、回復力を高めるということであろう

3-2　回復力を高める

①局所的には、筋等の過緊張を除き、血液循環を良くして代謝産物を排出し、栄養の補給を行うことである。

②全身的には、体力を高め自然治癒力を大きくすることである。

このことをより良く実現できるように治療が行われる。

― 第2節　自然鍼灸学と基本的治療の体系 ―

1　基本的治療の体系

1-1　治療法の構成

①主訴に対する治療
②身体の治す力を整える治療
③未病の徴に対する治療
　この3つを総合する治療。

1-2 基本的治療

①浅刺・呼気時・坐位の刺法　　　　　　：身体の治す力を整える治療
②腹部の刺鍼　　　　　　　　　　　　　：未病の徴に対する治療
③背部の刺鍼　　　　　　　　　　　　　：未病の徴に対する治療
④②腹部、③背部以外の歪みに対する治療　：未病の徴に対する治療
⑤主訴に対する治療　　　　　　　　　　：主訴に対する治療
⑥浅刺・呼気時・坐位の刺法　　　　　　：身体の治す力を整える治療

　基本的治療は、鍼治療の順序と必要な治療を診察により患者ごとに想定し、書き出す枠組みである。

2．基本的治療法の目的と手順

　下記のように、「基本的治療法」には①〜⑥の手順とそれぞれに利用できる治効メカニズムがある。基本的治療の順序、必要な治療の枠組みを示す。

基本的治療法の手順

①浅刺・呼気時・坐位の刺鍼法　(M4)
②腹部刺鍼　(M1・2・3)
③背部刺鍼　(M1・2・3)
④治療に必要な反応を引き出しやすい場をつくる治療　(M1・2・3)
⑤主訴に対する治療　(M1・2・3・4・5・6)
⑥浅刺・呼気時・坐位の刺鍼法　(M4)

2-1　(基本的治療①)　浅刺・呼気時・坐位の刺鍼法　(M4)

　この刺鍼法は、下記の目的で行われる。
　①自律神経機能を高めることにより、改善できる歪みを改善させる。
　②上記により改善できない歪みが残るので、これにより治療を必要としている部位を明らかにさせる。

③自律神経機能を高めることにより、続いて行われる治療に対する反応性を良くする。

2-2　基本的治療②　腹部刺鍼　M1・2・3

この刺鍼は、以下の目的で行われる。
①腹壁の緊張を解く　M1・2
②全身の体液分布の調節　M3
③消化、吸収、排泄機能の調節　M3

東洋医学の腹診は、仰臥位で膝を伸ばした状態で行うように、内臓診ではなく、腹壁（皮膚、皮下組織、筋）の緊張の異常と、腹部を4指で圧したときの痛みを主として対象としている。

腹壁の緊張の異常は、内臓体壁反射として胃腸等の調子が反映されたりして生ずるものと考えられる。一方、便が硬かったり、下痢気味であったりするのを普段のこととして不調と感じていない人々が多くいる。これらの人々には腹証が多く観察される。しかし、治療により腹壁の緊張の異常が改善するとともに、かつてなく便通の調子が良い、ガスが溜まらなくなったなどの変化に気づくのが通例である。

腹腔内臓は、消化、吸収、排泄を行う自律機能の基本的なところを担当している器官である。消化管は精神的影響を受けやすいところでもあり、これらの部のわずかな不調の徴を知り、少しでも周りの状況を整えておくことは、ストレス社会といわれる今日、特に大切な意味をもつものと考える。

腹部を4指で圧したときの痛みは、門脈循環を主とした腹腔内循環の不調の徴ではないかと推測している。腹腔内循環は、皮膚循環とともに血液循環調節能の大きな部である。しかし、皮膚循環は体温調節の放熱器官であるので、体液の循環調節のためには働けない。そこで、血液循環によって体液量の全身的な分布調節に働けるのは腹腔内循環であろう。

変形性頸椎症など、痛みを主訴とする疾患で気象条件の変化が痛みの程度に関わりが大きいとき、腹部を圧したとき痛いという所見を多く見る。全身の体液分布の調節は種々の不調との関連が大きいと推測される。

2-3　基本的治療③　背部刺鍼　M1・2・3

この刺鍼は、以下の目的で行われる。
① 背筋の過緊張を解く　M1・2
② 胸腔内、腹腔内臓器に対し、これらを支配する交感神経ルートを介しての調節　M3

肩甲間部の脊柱起立筋の過緊張は、現代人の多くの人々に存在する。その結果であると考えているが、胸椎の生理的後弯の消失、胸椎の運動制限、棘突起上の圧痛の出現等が同時に存在する。

つくば鍼灸研究会（会長、西條）による調査データでは、鍼灸院を来院した327名のうち、正常の姿勢は27.8％しか見られず、平背と凹背を合わせると正常者よりも多くなっている。円背、凹円背は高齢になるとともに多くなる。

脊柱棘突起上の圧痛は、脊髄神経の後枝の知覚過敏の状態を示していると考えられる。一方、同部位の脊髄神経前枝の状態についても胸骨上で調べると多くは圧痛がみられる。

圧痛の出現は、第3、4、5胸神経に最も多く見られるが、これらの部位は、胸腔内、腹腔内臓器を支配する交感神経との神経連絡の関わりの大きなところであり、胸神経の知覚過敏は臓器支配の神経に何らかの影響を与えている可能性は大きいと考えられる。この現象は、多くの場合、患者には自覚されていない。しかし、胸腔内、腹腔内臓器疾患の予防という点で、本現象のもつ意味は大きいと考える。また、脊柱の生理的弯曲の消失は、脊柱の過荷重を招き、脊柱の退行性病変を進行させる要因となることが予想される。

脊柱起立筋、脊柱、胸神経などのこのような現象がなぜ生ずるかという点に関しては、脊柱起立筋の過緊張の持続が、横になって緊張を解いてよい状態になっても、緊張を解くことができない状態をつくり生ずるものと、著者は考えている。なぜ肩甲間部に現れるかということについては、頸、腰では日常生活の中で適度な動きがあり緊張を緩める機会を与えられるが、肩甲間部は日常生活の中でほとんど動きがないことから、このような状態をつくってしまうものと考えている。

2-4　基本的治療④　治療に必要な反応を引き出しやすい場をつくる治療　M1・2・3

この刺鍼は、以下の目的で行われる。

筋の緊張、冷えなどの歪みを改善させ、刺鍼に対する反応しやすい体の状態をつくる。多くは歪みのある部位に直接刺鍼する。

腰痛患者が、入浴しても肝腎の腰部が温まらないという状態などに対する処置である。

②の腹部、③の背部以外という意味は、腹部、背部の歪みはすべての人に存在する。それ以外の歪みは必ずしも人々に皆共通してというわけではないので、②、③以外と書いている。

2-5　基本的治療⑤　主訴に対する治療　M1・2・3・4・5・6

主訴を直接ねらいとする治療である。刺鍼による局所反応、遠隔部反応、全身反応を、関連性の仕組みを総動員して、治療を組み立てる。

それぞれの主訴により種々の刺鍼が行われる。具体的な例として、いわゆる腰痛症について以下に示す。

2-5-1　全身反応を用いる

1)　浅刺・呼気時・坐位の刺鍼法　M4

腰部の筋緊張の程度により呼吸回数を7〜15回の間で選ぶ。緊張の強いときは多めにする。体力の弱い人は少なめである。

治効メカニズム：自律神経機能が高まることにより、コントロールの範囲が広がり、解けにくい筋緊張を解くことができるようになる。反応は直後に期待できる。また、自然治癒力を高めるので、効果が数日間、期待できる部分もある。

2)　臥位での低周波鍼通電療法　M6

治効メカニズム：全身反応としては、交感神経機能の抑制による筋の過緊張

の緩和による効果が期待できる。合谷-孔最が最も良い。四肢末端部の方が全身反応をよく起こす。

2-5-2 局所反応を用いる

1) 局所刺鍼
局所反応としては、刺鍼部位の筋緊張の緩和と血液循環の改善が期待できる。腰部の筋緊張部に刺鍼する。雀啄を加えるとⓂ2の効果が強化される。

2) 局所の低周波鍼通電療法
局所への刺鍼に、低周波鍼通電療法を用いると慢性的な腰痛に効果的である。
治効メカニズム：局所反応と低周波による揺さぶり効果が重なる。
局所の低周波療法は、時間要素が長い方が揺さぶり効果が大きくなる。
置鍼よりも低周波の方が刺激効果が上である。

2-5-3 遠隔部反応を用いる

● **委中への刺鍼刺激**
深く刺鍼し、雀啄刺激をする。交感神経を遠心路とする反射で、Ⓜ3治効メカニズム-3である。

2-5-4 まとめ

局所反応を用いるのが最も直接的であるが、全身的に交感神経機能を抑制して過緊張を和らげる方がよい場合もある。そのときは、全身反応の「臥位での低周波鍼通電療法」Ⓜ6を用いる。また交感神経サイドからではなく、自律神経活動を高めて過緊張を改善させるというルートの方がよい場合もある。そのときは、「浅刺・呼気時・坐位の刺鍼法」Ⓜ4を用いることになる。

全身反応、局所反応、遠隔部反応は、それぞれメカニズムが違うから、組み合わせて用いる方が実際的であり、著者は、多くの場合、これらを組み合わせて用いる。

2-6　浅刺・呼気時・坐位の刺鍼法 Ⓜ4

　種々の刺鍼により生体の中の状態に乱れが生ずるので、自律神経機能を高め、自然治癒力を良い状態にして、自然軽快のチャンスを大きくした状態を維持して治療を終わる。

3．「自然鍼灸学」と治療の実際

　治療の設計図として治療を受ける姿勢に下記のようにポジションを与える。
　1：Ⓜ4、2：仰臥位、3：伏臥位、4：側臥位、5：Ⓜ5、6：Ⓜ4。
　1～6の番号は、通常パターンにおける治療順序も示す。

　他の治療パターンでは、順序が変化すること、用いないことがあることなどを明確にする目的である。

　実際の治療においては、治療によって、治療を受ける患者の姿勢が決まってくる。基本的治療の①は坐位、②は仰臥位、③は伏臥位である。しかし、④、⑤は、伏臥位による治療、仰臥位による治療が混在してくる。

　したがって通常の治療においては、基本的治療の②、③、④、⑤をまとめて仰臥位で行う治療と伏臥位で行う治療とに分けて行うことになる。

```
A　最も通常のパターン
```
治療を受ける姿勢の順序
- 1　Ⓜ4
- 2　仰臥位（背臥位）で
　　　腹部の治療　　基本的治療⑤・④の仰臥位でできる治療
　　　Ⓜ6
- 3　伏臥位（腹臥位）で
　　　背部の治療　　基本的治療⑤・④の伏臥位でできる治療
- 4　側臥位で頸部治療
- 5　長坐位でⓂ5治療、通常のパターンでは行わない。
- 6　Ⓜ4

B　Ⓜ5を用いる場合
　　1　Ⓜ4
　　2　仰臥位で
　　　　　腹部の治療　　基本的治療⑤・④の仰臥位でできる治療
　　　　　Ⓜ6
　　3　伏臥位で
　　　　　背部の治療　　基本的治療⑤・④の伏臥位でできる治療
　　4　側臥位で頸部治療
　　5　長坐位でⓂ5
　　6　Ⓜ4
C　Ⓜ6をエース治療とする場合
　　1　Ⓜ4
　　3　伏臥位で
　　　　　背部の治療　　基本的治療⑤・④の伏臥位でできる治療
　　4　側臥位で頸部治療
　　2　仰臥位で
　　　　　腹部の治療　　基本的治療⑤・④の仰臥位でできる治療
　　　　　Ⓜ6
　　5　長坐位でⓂ5
　　6　Ⓜ4
D　Ⓜ5をエース治療とする場合
　　1　Ⓜ4
　　3　伏臥位で
　　　　　背部の治療　　基本的治療⑤・④の伏臥位でできる治療
　　4　側臥位で頸部治療
　　5　長坐位でⓂ5　15分
　　2　仰臥位で
　　　　　腹部の治療　　基本的治療⑤・④の仰臥位でできる治療

　　　　ⓂⒺ
　　6　Ⓜ④
E　気管支喘息、片頭痛など
　　1　Ⓜ④　　ここでは行わない。
　　2　仰臥位で　　　　　　　手早く
　　　　腹部の治療　　基本的治療⑤・④の仰臥位でできる治療
　　3　伏臥位で　　　　　　　手早く
　　　　背部の治療　　基本的治療⑤・④の伏臥位でできる治療
　　4　側臥位で頸部治療　　　手早く
　　5　長坐位でⓂ⑤　20分
　　6　Ⓜ④
F　身体の治す力をより強力にする
　　1　Ⓜ④
　　2　仰臥位で
　　　　腹部の治療　　基本的治療⑤・④の仰臥位でできる治療
　　3　伏臥位で
　　　　背部の治療　置鍼もしくはパルス。
　　　　　　　　基本的治療⑤・④の伏臥位でできる治療
　　4　側臥位で頸部治療
　　5　変動しにくい自律神経機能を改善する。
　　5－1　長坐位でⓂ⑤　高めにくい機能を高める。
　　5－2　Ⓜ⑥　　解きにくい過緊張を解く。
　　6　Ⓜ④

4．自然鍼灸学、基本的治療と治療の実際

　主訴：腰痛。④の症状：下肢のむくみ冷えという患者E、基本的治療から治療の実際にどのように組み立てるかを解説する。

● 基本的治療と治療の実際
　―基本的治療
基本的治療の部で、患者に必要な治療を書き出す
① 浅刺・呼気時・坐位の刺法
② 腹部の刺鍼
③ 背部の刺鍼　　　　　　Th$_{1\sim7}$の間に、多裂筋に3本（Th$_{2,3,5}$）
④ ②，③以外の歪みに
　　対する治療

下肢のむくみ、冷え：局所パルス療法（足三里-三陰交）。次髎、太衝への刺鍼。

⑤ 主訴に対する治療

腰痛：局所刺鍼：大腰筋、中殿筋、足底筋
　　Th$_8$～L$_3$の間に、多裂筋、最長筋に各3本。
　　Ⓜ4　Ⓜ6

⑥ 浅刺・呼気時・坐位の刺法
　―治療の実際
治療の実際の部で書き出された治療を、治療を受ける姿勢のところに振り分ける。

A　最も通常の治療パターン：治療の実際
　1　Ⓜ4　　　　　　　　　浅刺・呼気時・坐位の刺鍼　7呼吸回
　2　仰臥位（背臥位）で
　　　腹部の治療　　　　腹部刺鍼　寸3、02番10本
　　　基本的治療⑤　　Ⓜ6：合谷-孔最、足三里-三陰交1Hz、15分。
　　　基本的治療④　　局所パルス療法：足三里-三陰交1Hz、15分。
　　　　　　　　　　　太衝の置鍼。
　　　　　　　　　　　Ⓜ6
　3　伏臥位（腹臥位）で
　　　背部の治療　　　　背部刺鍼：Th$_8$～L$_3$の間に、多裂筋、最長筋に各3本。

	基本的治療⑤	局所刺鍼：大腰筋、中殿筋、足底筋、10分間置鍼。
	基本的治療④	次髎への置鍼
4	側臥位で頸部治療	風池、天柱、C₅、寸3、02番ゆっくり刺鍼。
5	長坐位でM5治療	ここでは治療なし。
6	M4	浅刺・呼気時・坐位の刺鍼　10呼吸回

5．自然鍼灸学鍼治療に用いる基本的な刺鍼法

　ここでは刺鍼部位を図示することをしない。これは慎重に考えた末の結論である。なぜかといえば、図示された位置によって刺鍼点を決めるのではない。臨床の場では、そのときの触察所見により刺鍼部位を決めているのである。刺鍼部位を決めているのは手の感覚を中心とした所見である。したがって、ここではあえて図示せず。刺鍼部位決定の目標を示すことにする。

　したがって、人体の構造は解剖学書の図を参照して欲しい。また、経穴部位は経穴書を参照して欲しい。本当のテキストは、自分の感覚と患者の生きている身体であることを強く認識して欲しい。

5-1　背部刺鍼

● 背部刺鍼：身体が楽になった感じを与えられる。
① 脊柱起立筋の解けない過緊張に刺鍼し緊張を少し緩める。
② 脊柱起立筋を良く触診し、これはと思う変化を感ずる部位に刺鍼部位を決める。
③ 肋間は避け肋骨部位で刺鍼する。肋骨に当てておれば肺に刺鍼することはない。
④ 棘突起、横突起をねらう。脊柱の運動に関わる刺鍼（棘間筋、半棘筋など）。肋骨に関わる刺鍼（最長筋など）。
⑤ 10分間程置鍼する。もしくは局所低周波通電10〜15分間。

以上は背部刺鍼の一般論としての注意点である。

基本的治療で背部刺鍼としているのは、背部深層筋への刺鍼である。鍼治療の最も大切な中心的刺鍼法である。

背部刺鍼法の基本は、深層背筋にある。

5-1-1　背部深層筋の刺鍼理論と実際

使用鍼：基本は、寸3、1番。刺激に過敏な場合は、01、02番。
● 未病の徴としての背部深層筋に対する鍼施術
① 第7胸椎（Th_7）以下の最長筋とその内側での多裂筋。
　　Th_7から上の半棘筋、多裂筋を狙う。
② 肋間は避け肋骨部位で刺鍼する。肋骨に当てておれば肺に刺鍼することはない。

5-1-2　背部深層筋

● 背部深層筋学習の要点は以下の点である。
① 深層筋の位置（部位）を頭に入れる。
② 起始、停止のおよそをつかむ。
③ 筋線維の方向を知る。
● 深層筋をさらに浅層と深層に分ける。
　—「深層筋の浅層」
① 腸骨から肋骨に：脊柱の姿勢バランスを行う。
　　腸肋筋：胸腸肋筋、起始：12から7肋骨角。停止：6から1肋骨角。
　　　　　　腰腸肋筋、起始：腸骨稜、仙骨、下位腰椎の棘突起。停止：12から7肋骨角。
② 横突起から横突起に：脊柱の側屈、伸展を行う。
　　最長筋：頸最長筋、起始：Th_5〜Th_1。停止：C_6〜C_2。
　　　　　　胸最長筋、起始：腰腸肋筋とともに起こる。仙骨の後面、腰椎の棘突起、$L_{2,1}$の乳様突起、Th_{12}〜Th_6。停止：内側尖：L_5の乳頭突起、L_4〜L_1の副突起、Thの横突起。外側尖：L_4〜L_1の横突起、

Th$_{12}$~Th$_1$の肋骨。
③ 棘突起から棘突起に：棘突起のすぐ両側、脊柱の伸展。
　　棘筋：頸棘筋、起始：Th$_{3,4}$からC$_6$。停止：C$_5$からC$_2$。
　　　　　胸棘筋、起始：L$_{2,3}$からTh$_{10}$。停止：Th$_{9,10}$からTh$_2$
― 「深層筋の深層」
① 横突起から棘突起に：横突起から上方の棘突起へ　脊柱の回旋、側屈、伸展を行う。
　下記の順序で深層方向に重なる。
　　半棘筋：起始：(C$_1$~Th$_{10}$) の横突起から、停止：後頭骨の上・下項線、棘突起（C$_2$~Th$_4$）に付く。
　　多裂筋：停止：2から4椎骨上位の棘突起に付く。
　　回旋筋：停止：隣接する上位椎骨の棘突起基部に付く。

5-1-3　背部深層筋の機能と刺鍼部位

● 鍼施術と気胸

　棘突起と横突起の間を刺鍼対象にする。**棘突起の正中から外方1.5cmの位置およびその内側とする。決して外方に出ない。**刺鍼の深さは、30mm。深層筋の深層は深い。ほとんど触れることができない。したがって、30~35mm刺入して筋に届くように刺鍼することが重要である。棘突起から1.5cm以内に刺鍼しておれば胸腔には入らない。**気胸は避けられる。**

　―脊柱の姿勢バランス：腸肋筋、大きな力を出していない。刺鍼の対象にしない。
　―脊柱運動の主力筋：最長筋、棘筋、多裂筋
① 脊柱の伸展：最長筋、棘筋、多裂筋
② 脊柱の側屈：最長筋
③ 脊柱の**回旋：右**回旋は、**右腸肋筋、左多裂筋**（この筋の疲労による短縮は**左回旋を邪魔**する。）
　　　　　　　　左回旋は、**左腸肋筋、右多裂筋**（この筋の疲労による短縮は**右**回旋を邪魔する。）

―最長筋、棘筋、多裂筋は、横突起と棘突起の間にある。
① 最長筋、棘筋は、第8、9胸椎以下3腰椎の高さまで

　最長筋の最大の特徴は、ほとんどの人が太さ1cm前後の棒状緊張部となっており、上部腰椎部から下部胸椎部で体表からよく触れることができる。最長筋の棒状緊張部は多裂筋の刺鍼部である棘突起の中央から1.5cm外方の位置よりも外方になる。

　この最長筋への刺鍼は、棒状緊張部をよく触診し、深さを判定して筋の緊張部に2、3mm刺入する深さとする。緊張の強い部を選び標準2～3本刺鍼する。

　最長筋と多裂筋は深層背筋の機能の中心的な筋である。最長筋の緊張部に対応する部位の多裂筋も同様の状態にあることが推測できる。多裂筋の刺鍼部位決定の指標として重要である。

　棘筋は棘突起の際。1～2本。多裂筋との関係で調節。
② 多裂筋は、仙骨部から8、9胸椎の高さまでの間に。

　最長筋の緊張の内側と棘筋の間に刺鍼する。片側に4本。

―脊柱、頸部の運動
① 肩甲間部から7頸椎までの部

　棘筋、半棘筋、板状筋、そして半棘筋の下層の多裂筋が刺鍼対象になる。片側2本。多裂筋は4本ほど。多裂筋は半棘筋の下層なので深めになる。

5-2　腹部刺鍼

① 刺鍼の指標は腹筋の緊張変化、押さえて不快な痛みである。
② 標準的な刺鍼部位は募穴部位が中心となる。
③ 刺鍼の順序：腹腔内血液循環の改善を考慮すると、右季肋部から始め、左下腹部に向う。
④ 刺鍼の深さ：体力が低下し小さな反応にとどめたいときには、切皮程度で腹筋まで刺さない。皮膚、皮下組織の刺鍼は副交感神経反応のみを起こす。腹筋にまで刺鍼すると交感神経β受容体系反応も起こすので、副交感神経機能亢進、交感神経β受容体系機能抑制の2つの反応は、内臓機能に対し

て同方向の反応をつくるので反応が大きくなる。全身的にほぼ健康状態の人は腹筋まで刺した方が効果的である。
⑤ 使用鍼：目的の深度に合わせ長さを選ぶが、必要最小限の長さを選ぶ。太さは01、02番。標準的には、1寸02番。
⑥ 10から15分間置鍼する。M6を同時に行うときには、その間置鍼する。
⑦ 風邪の鍼などで保温を重視したいときには、置鍼せず抜鍼し、着衣をつけてM6を行う。
⑧ 皮下脂肪が柔らかい女性では、切皮時の押手で皮下脂肪を押さえることが必要。

5-3　側臥位での頸部刺鍼

① 側臥位で頸が楽な状態に枕の高さを調節する。経筋の緊張を緩めること。
② 押手を軽くする。押さえない。刺激を柔らかくするためである。
③ 頸部を触診し、緊張している部分を確認する。風池、天柱、C_4もしくはC_5の外側の部分に刺鍼点は集約されてくる。
　特に頸のこりが強いときには、適宜、鍼の本数、刺激の仕方を工夫する。
④ 寸3の02番。できるだけ細い鍼を用いる。頸の太い男性では寸6も。
　寸3を3～3.5cm刺入することが大切。頸部の筋は深い。深く刺入するために刺激感の小さいできるだけ細い鍼を用いる。
⑤ 刺入は静かに十分に時間をかけて。3本の鍼を5分間かけて刺入する。
⑥ 緊張で硬いときには、無理に押し込んではいけない、硬いところでは鍼をしばし留める。
⑦ 左右差があるときには、緊張が軽い方から始める。その刺鍼により反対側の筋の緊張が少し緩む。
⑧ 心地よさを提供する鍼にする。鍼のプラスイメージを提供する第一の売り物。

5-4　肩甲下筋への刺鍼

① 患者は仰臥位で、肩関節外転位。

② 部位は腋窩中央。
③ 押手の中指、示指を腋窩の前壁に押し上げるように沿わせて奥に進め、深部まで進めたところで押手の中指、示指の指腹で押し下げ、肩甲下筋を押さえる。
④ 寸6、2番鍼を用い、中指、示指の間に鍼を置き、中指に沿わせるように肩甲下筋に向けセットする。
⑤ 切皮の叩打は斜め上から叩いても大丈夫である。
⑥ 中指、示指で押さえている肩甲下筋に刺鍼し、静かに雀啄刺激。緊張が緩むのが刺鍼摩擦抵抗の変化で確認できる。数回の雀啄刺激で多くは緊張が緩む。そこで抜鍼する。緩みにくいときは置鍼する。
⑦ 五十肩の夜間痛に良く効く。肩こりにも有用。
⑧ 多くの肩関節痛の原因でもある。

5-5 大腰筋刺鍼：立位バランスを整える

① 2寸の3番を用いる。通常5cm刺入する。
② 刺鍼部位：上後腸骨棘の縦のライン。腸骨稜の最も高い部の横のラインの交点。これより半横指下方がよい。第4・第5肋骨突起の間を刺す。
③ 押手をおさえない。
④ 刺手は、呼気時刺入。ゆっくり刺入する。
　ほとんど刺入感なしに刺入できる。
⑤ 10分程置鍼。通常は通電しない。

5-6 中殿筋刺鍼：立位バランスを整える

① 2寸、3番の鍼を用いる。
② 腸骨稜と大転子の中間で中殿筋の過緊張を捉え、足先に向かい45度の角度で刺鍼する。腸骨稜と大転子を結ぶライン上の中央部でちょっと前方がよい。
③ 足部に向かい、体表に45度斜めに刺入する。
④ 大腰筋などとともに刺鍼するので一緒に置鍼する。
⑤ 刺鍼の困難さはほとんどない。

5-7　足底筋刺鍼：立位バランスに重要な役割

① 刺鍼部位：足底で踵の前方1横指。
② 1寸、01もしくは02番、細い鍼。
③ 押手でしっかり足底を押さえる。この押手の押さえは抜鍼まで続ける。
④ 切皮は、1段切皮。
⑤ 1寸の鍼を半分は刺入する。
⑥ 刺手と押手の両方の力を合わせて刺入する。

6．30分で行う鍼治療の仕組みの基本的考え方

① 治療を構成する3つの条件を満たし、削ることのできるものを削る。
② 仰臥・伏臥位の治療で置鍼、パルス治療の刺鍼を先に行う。

6-1　腰痛の鍼治療

　立位バランスを整えることを主たる目標とする。正しい立位バランスの崩れこそが腰痛の本当の原因であると考えるからである。

①　浅刺・呼気時・坐位の刺鍼　7呼吸回	1寸	02番	1本
②　腹部刺鍼　　　未病の徴	寸3	02番	10本
③-1　腰部局所刺鍼　　10分間置鍼			
大腰筋	2寸	3番	2本
中殿筋	2寸	3番	2本
足底筋	1寸	02番	2本
③-2　背部刺鍼　　　未病の徴	寸3	1番	10本
④　浅刺・呼気時・坐位の刺鍼　10呼吸回	1寸	02番	1本

6-2 肩こり・緊張型頭痛の鍼治療

① 浅刺・呼気時・坐位の刺鍼　7呼吸回	1寸	02番	1本
② 背部刺鍼　　未病の徴	寸3	1番	10本
肩外兪、肩中兪、天髎の部、肩甲間部に3本			
Th₇以下の背中に2本			
③ 側臥位での頸部治療	寸3	02番	6本
天柱・風池・C₄もしくはC₅の外側。3本			
④-1 Ⓜ6　10分	寸3	3番	4本
④-2 腹部刺鍼　　未病の徴	寸3	02番	10本
⑤ 浅刺・呼気時・坐位の刺鍼　10呼吸回	1寸	02番	1本
⑥ 肩こり治療では頸、肩の筋緊張バランスをつくることが大切である。活動姿勢における筋緊張バランスである。活動姿勢における筋緊張バランスを整えるには、活動姿勢で治療することである。④-2の後にⓂ5を10分間追加するなどの工夫が必要なことがある。			

6-3 疲労回復の鍼治療

① 浅刺・呼気時・坐位の刺鍼　7呼吸回	1寸	02番	1本
②-1 腰部局所刺鍼　10分間置鍼			
大腰筋	2寸	3番	2本
足底筋	1寸	02番	2本
②-2 背部刺鍼　　未病の徴	寸3	1番	10本
③ 側臥位　頸部刺鍼	寸3	02番	6本
④-1 Ⓜ6　10分	寸3	3番	4本
④-2 腹部刺鍼　　未病の徴	寸3	02番	10本

⑤　浅刺・呼気時・坐位の刺鍼　10呼吸回　　　　1寸　02番　1本

　以下のところは、自然鍼灸学の治療理論が主体となる疾患である。今までの学習によってクリアできると思います。挑戦してください。

6-4　Ⓜ5と片頭痛、気管支喘息の鍼治療

「自然鍼灸学」と治療の実際に次のように書いている。

```
E　気管支喘息、片頭痛など
    1  Ⓜ4    ここではなし
    2  仰臥位で              手早く
        腹部の治療          基本的治療⑤・④の仰臥位でできる治療
    3  伏臥位で              手早く
        背部の治療          基本的治療⑤・④の伏臥位でできる治療
    4  側臥位で頸部治療      手早く
    5  長坐位でⒶ5　20分間
    6  Ⓜ4
```

　片頭痛は、前駆症状の段階であれば発作を予防できる。Ⓜ5を30分間ほどがよい。

　気管支喘息は発作が起きているときでも改善できる。Ⓜ5を20分間単位で行い、改善の状況で1時間まで延長してもよい。1時間行っても喘鳴が残ったとしても、その日の治療を終了にする。

6-5　Ⓜ6と時差ぼけ、風邪の鍼治療と扁桃炎の鍼治療

　時差ぼけ治療は、生体の適応力を高めるところに主眼がある。Ⓜ6を30分から40分間行うことが主たる治療である。

　風邪のときには寒くしないように、Ⓜ6を行うときは着衣をつけて30分間ほど長めに行うようにする。

扁桃炎について『臨床鍼灸学を拓く』に記載している資料は、合谷－孔最の治療のみで行ったものである。基本的治療の上にのせ治療をした方が効果が高いことは明らかである。それを考慮し試みて欲しい。

7．種々の訴え、疾病に対する治療の組み立て

　具体的な治療法は、前記の基本的治療法が骨子となる。それぞれの治療対象によって2つのことが検討される。
　1つは、(基本的治療⑤)主訴に対する治療が考えられること、もう1つは、疾病や症状の違いにより治療の順序と治療反応の方向性を選ぶため、患者が治療を受ける体位について検討されることである。
　この原則により、内科系の愁訴、疾病、痛みを主訴とする運動器疾患等の治療の実際をまとめたものが、第2部症候別治療論である。

第2部

症候別治療論

　何らかの訴えをもつ患者に対する治療は、臨床論の第2段階と呼んでもよいであろう。

　訴えに対する治療は、その訴えをどのように改善させるかが主たる目的となる。その訴えが、何がどのように関連して生じており、治療の手がかりがどこにあるかを明らかにすることが鍼灸における治療の基本である。

　西洋医学においては、何が起こっているか、つまりそこにある病変は何かがまず診断の中心であり、器官、組織のどこに病変があるかを分析的に追求し、病名を明らかにする。

　東洋医学は、本来、証という概念で診断する。

　証は症状群であり、症状間の関連性を踏まえた全身状態の異常の捉え方であり、古代中国の自然哲学思想に基づいた医学の体系である。本書では、臓腑経絡などを関連性の仕組みの一部として用いるけれども、基本は現代医学による基礎医学、臨床医学に立脚して、鍼灸治療学を体系化している。このように現代医学により一貫したものにできたのは、世界で初めてのことである。

　訴えが生ずる関連性を明らかにするのに、西洋医学の知識も東洋医学の知識も人体に関することはすべて有益なものとなる。したがって両方を学ばなければならない。

　鍼灸は、経験医術である。人類の長い歴史の中で培われた医療的経験の知恵が集積されている可能性がある。それらを大切にしなければならない。人類の知恵というよりも、生命の知恵といおうか。形を伝え、本能などにみられる行動様式をも制御している仕組みとは何か。遺伝であるということは、知識としてわかるが、あまりにも大きな、あまりにも深い世界である。生命には、計り知れない可能性が宿っているように思われる。生命の声を、関連性の追求としてうかがう心が鍼灸の基本であろう。しかし、今日の科学、医学では、宇宙に

旅もでき、遺伝子を組み換えることもできるところまできている。鍼灸学が体系化された2000年ほど前と比べると、人体の構造、機能についての解明は、比べようもない発展を遂げている。この科学の成果と経験医術の知恵とを統合し用いるところに今日の鍼灸の課題と意義がある。

　科学、科学といい、経験的知恵を忘れ、また、論理性なく経験的知恵のみに走る。いずれも21世紀が求める鍼灸治療者としては好ましくない。

　西洋医学の知識は、病変のありかを明らかにする。病変の性質を明らかにするという点で優れている。また、神経相関、体液相関などの知識は、関連性を明らかにする科学的根拠をもった裏づけとして優れている。

　東洋医学は、科学的な確かさに問題をもちながらも関連性の体系である。鍼灸は、その物理的エネルギーにより病変に対し直接治療するというよりも、多くは、そのエネルギーが生体の何らかの機構を介して治療的に作用することを期待するものである。したがって、経験的に体系化された関連性の仕組みが、今後も果たす役割が大きいのであろう。

■第5章　内科疾患系症状治療論

—第1節　呼吸器の訴え—

1．呼吸器の訴えの診察

問診として下記のものが治療に直接関わるものである。

1-1　発熱・呼吸音の異常

発熱の有無、呼吸音の異常は治療法を選択する上で重要な所見である。全身の状態等を十分配慮し治療法を決める。

1-2　皮膚のざらつき、圧痛・硬結・筋緊張の分布と性質

呼吸器の疾患のときには、皮膚に異常が現れやすい。また皮膚のざらつきなどが体の調子の悪さの指標ともなる。
　①頸部、胸背部：呼吸器官と構造的に関係の深い部として
　②上肢：東洋医学的関連も含めて関係の深い部として
　③腹部：全身状態を整える部として
　④下肢：上記以外の部として
　このように4つの部に分け、圧痛、硬結、筋緊張の分布、性質を調べる。③の腹部は、東洋医学で、腹証として所見を捉えるものである。治療上重要なところである。特定の腹証にこだわらず、異常所見の存在を治療対象とする。
　呼吸器の訴えに対する医学的検査・管理の必要性はもちろんであり、医学的に病状を明らかにしておかなければならない。

2．呼吸器の訴えに対する治療

2-1　呼吸器の訴えに対する治療の基本

　呼吸器官に生じている異常は、その器官自身に原発しているものと他の何らかの異常による症状の1つとして生じている場合とに分ける。
　その器官自身に原発していると考えられる訴えのときは、前記P103の①頸部、②上肢、③腹部が治療対象の中心となる。
　何らかの異常の症状の1つとして生じているときは、②上肢、③腹部、もしくは④下肢が治療の中心となり、①頸部は呼吸器症状の対症治療の部となる。
　また、症状が急性か慢性か、重いか軽いか等によって、治療の刺激量を決める。急性症状のときは、時間は短く、刺激の強さも軽くしなければならない。

2-2　標治法（症状に対する治療）

　①鼻の訴えについては、鼻背、頸部
　②喉の訴えについては、頸部
　③気管、肺の訴えについては、頸部、胸背部が、それぞれの標治法の代表的治療部位である。

2-3　本治法（全身的立場からの治療）

　1）　本治法－1
　①腹部、背部
　②上肢、下肢の圧痛、硬結、筋緊張の分布から選んだ部

　2）　本治法－2
　外関への浅刺・呼気時・坐位の刺鍼

2-4　併用する療法

　刺激効果を持続させるために市販されている皮膚に貼付するものなどもよい。

2-5　患者自身でできること、家庭でできること

　体質的傾向などが関わっていることが多いので、患者自身が治そうとする努力が重要である。鍼灸治療も、体調を良くし体力を充実させるところに治療の重点をおく。

2-6　患者管理の問題点

　体力が弱い場合が多いので、刺激量が多くならないように注意する。

2-7　治療計画

　気管支喘息やスギ花粉症のようにシーズンのあるものは、シーズンの間、症状を軽減できる間隔で治療を行う。また、風邪症候群のようなものは、長期的展望に立って体力を充実させるよう計画を立てる。

3．鼻づまり、鼻水

　鼻づまり、鼻水、くしゃみは、風邪の初期症状でもあるし、いまはやりのスギ花粉症など鼻アレルギーの代表的症状である。

3-1　発生の仕組み

　鼻粘膜に分布する毛細血管は、上頸神経節、星状神経節からの交感神経に支配されている。小動脈は副交感神経の支配を受ける。鼻腺は副交感神経の支配である。鼻粘膜の知覚は三叉神経の第1枝と第2枝が支配している。
　鼻閉は血管透過性が高まり鼻粘膜が浮腫状態になり生ずる。
　鼻水は、鼻腺が刺激され生ずる。
　くしゃみは、三叉神経が刺激を受けて起きる。

3-2 原因疾患

原因は風邪や鼻アレルギーであり、日常的には、鼻アレルギーの症状として遭遇することが圧倒的に多い。

鼻過敏症は、特異的鼻過敏症と非特異的鼻過敏症に分けられている。

特異的鼻過敏症には、即時型（季節性鼻アレルギー、通年性鼻アレルギー、食事性鼻アレルギー、鼻アレルギープラス感染）と遅延型がある。季節性鼻アレルギーがスギ花粉症などとして近年急増している。通年性鼻アレルギーは、しばしば喘息を合併し精神的影響が大きいとされている。食事性鼻アレルギーは乳幼児に多く、牛乳、卵などが抗原であり、鼻閉、鼻漏を主体とし、湿疹、皮膚炎など、皮膚疾患を合併することがある。

非特異的鼻過敏症は、血管運動性鼻炎、精神神経性鼻過敏症、好酸球性鼻炎がある。

これらのうち代表的な即時型鼻アレルギーについて述べる。

3-3 即時型鼻アレルギーの治療

一般的対策としては、環境を整え可能であれば抗原を遠ざける。

3-3-1 診察と治療

1） 治療のための診察、その考え方

鼻が標的器官であるが、過敏な反応を安定させることを全身的な立場から考える。

①副交感神経機能を高め、安定性を高める診察の指標：筋の過緊張、腹証、冷え（特に四肢末端の冷え）。これらはいずれも副交感神経機能を抑制する所見である。

②鼻局所に対する診察：後頸部、頭部の圧痛、硬結。特に後頸部の筋のこりは重要な指標である。

2) 治療の考え方
全身的、局所的に、過敏な反応を安定させるよう治療する。

● **本治法（全身的立場からの治療）**

①緊張を解いてもよい状態にしても緊張が緩まない筋の過緊張部：肩甲間部の筋群が代表的であり、多くの人に認められる。この肩甲間部の筋緊張が呼吸器、循環器、消化器を支配する交感神経機能を過敏にし、外来刺激を直接受ける呼吸器、消化器の過敏症を多発させているのかも知れない。もしそうであるとすれば、肩甲間部の筋の過緊張を解決することが治療に大きな意味をもつこととなる。星状神経節ブロックがスギ花粉症にある程度の治療効果をあげているが、このようなところからも考察できるかも知れない。

②腹証：腹部の状態は、副交感神経機能が中心となって機能するところであるから、副交感神経機能を安定させるには腹部の状態を良くすることが大切である。

③四肢末端の冷え：四肢の末端は、知覚神経の分布密度の高い部である。したがって、この部の異常状態は、神経反射により全身的な影響が大きいと考えねばならない。自律神経機能を安定させるにも良い状態に置くことが必要であろう。

したがって、これらの部が治療の必要な部ということとなる。

④Ⓜ4：外関を用いる。

（①②③は**本治法－1**，④は**本治法－2**である。）

● **標治法（症状に対する治療）**
顔面、頭部、頸部が局所としての治療部位となる。

3-3-2 鍼灸治療の実際

1) 標治法
顔面、頭部、頸部の筋の過緊張をまず解決する。
目の周囲、鼻背への円皮鍼が効果を期待できる。

2) 本治法

全身的立場からの治療として、各部位に対し**本治法－1**を行う。

合谷－孔最の1Hz、15分の低周波鍼通電療法もよい。長坐位で行う。椅子坐位での合谷－孔最の1Hzパルスは脳貧血を起こしやすい。長坐位で行うことでそのおそれはまれとなるが、注意が必要である。患者から離れないことである。

本治法－2を外関を用いて行う。

注意事項：治療が症状を刺激し増悪させる場合がある。多くは刺激量の問題である。

治療計画

スギ花粉症のように季節的なものは、できればシーズンの少し前から開始し、シーズン中は週に2～3回できるとよい。

4．咳、痰

4-1　咳は、多くの呼吸器疾患や縦隔内の腫瘍などで生ずる

①気道への刺激が咳を起こしやすくしているので、刺激されやすさを和らげるという立場で考える。頸部、背部の筋緊張を改善することで効果を期待でき、当然、肺経の要穴への配慮も必要である。

②正常人では、1日に100mlの粘液が気管支などから分泌されている。このことを考慮すると、やはり体液の調整が必要である。腹部の治療ということになる。

鍼治療は「7．気管支喘息」（P112）の方法に準じて行う。

4-2　痰は、中高年になり出やすくなる。治療の対象にできる

基本的治療を行う。（基本的治療⑤）主訴に対する治療としては、長坐位による、合谷－孔最20～30分間の低周波鍼通電治療が効果を期待できる。

5. 風邪

　風邪は最も身近な疾患である。しかし、発熱を伴う全身性炎症性疾患であるため、鍼灸治療をできる鍼灸師は多くない。身体の治す力、身体の生体反応の方向性を指示できる治療法を用いれば、発熱状態のときにでも治療ができる。
　風邪は、ウイルス性インフルエンザなど種々であるが、風疹なども含めて、身体の治す力を高める鍼療法はどのようなものにも治療できる。細菌性、ウイルス性のものなどには、薬物を用いた方がよいので、現代医学の薬物療法と併療することが望ましい。

5-1　鍼灸治療

治療は基本的治療を行う。

1)　浅刺・呼気時・坐位の刺鍼

咳がそれほどでもないときには、通常のように7呼吸回分行う。
咳が出やすいときには、咳を誘発するのでこの治療は行わない。

2)　腹部刺鍼

腹部の緊張の強い部、押して痛みのある部に速刺速抜で刺鍼する。刺鍼は、腹筋に3mm程度刺入する。腹腔内臓に反応をつくるために、できるだけ手早く行う。

3)　背部刺鍼

後頸部、背部の脊柱起立筋に5mm程度刺入し、数回雀啄をし、速刺速抜する。手早く行う。

4） 治療に必要な反応を引き出しやすい場をつくるための治療

足の冷えがあれば、三陰交に刺鍼雀啄する。

5） 主訴に対する治療

①発熱があってもなくても、仰臥位で合谷－孔最への低周波通電を30分間行う。暖かくして行う。多くの場合、解熱効果がある。
②長座位で、合谷－孔最に10分間行う。咳に対する対策である。
③咳がひどい場合は、①を行わずに、長坐位で合谷－孔最に20分間行う。

6） 浅刺・呼気時・坐位の刺鍼

10呼吸回分を行う。これにより身体の治す力を高める。風邪の治療の本命である。

6．扁桃炎

　1年に4回以上発熱を繰り返す扁桃炎を習慣性扁桃炎という。鍼がよく効く疾患である。

　病巣扁桃に対しては扁桃摘出が望ましい治療と思われるが、病巣扁桃のおそれはなく、発熱を繰り返している症例に対しては、発熱の度に解熱剤、抗生物質を投与されている例が多いようである。

　罹病期間中、小児は発熱のため身体的、精神的、社会的に多くの問題をかかえたまま日常生活を強いられることとなる。このような状態を少しでも短くし、健全な発育が期待できるよう、有効で有用性の高い保存療法の開発が必要である。

　このような立場から、習慣性扁桃炎に対して第一選択される保存療法として鍼治療が期待される。

　以前から扁桃炎を鍼、灸によって治療したという話が伝えられている。そこで、経験的医術の知恵といわれる鍼による治療法を整理し、扁桃炎に対する治療法の標準的な施術法をつくって、治療法の一般化を試みた。

6-1 扁桃炎のとらえ方

　扁桃炎を、扁桃の疾患というよりもリンパ系組織の全身的疾病状態として捉え、全身状態を改善することを目的とした。

6-2 鍼治療の実際

　能率よく、全身の自律機能に作用を及ぼすことの期待できる低周波鍼通電療法を用いる。治療の部位は合谷－孔最20～30分間を臥位で行う。

　上記の4カ所にそれぞれ3番鍼（20号鍼、直径0.20mm）を刺入し電極とした。鍼の深さはそれぞれの部で皮膚に直刺で筋中に入れ、鍼が安定して立つ深さまで刺入する。およそ1～2cmの深さである。

　刺激装置は低周波鍼刺激装置であればどれでもよい。通電方法は、合谷を陰極、孔最を陽極とし、右の合谷と孔最、左の合谷と孔最をそれぞれ1チャンネルとして通電する。

　通電は1Hzとし、電極部の筋に軽く収縮が起こる程度の強さである。被刺激感は、軽く打たれるような感じが生じ、決して耐えにくい苦痛なものではない。物理療法は基本的に苦痛であってはならない。通電時間は、小学校3年生以下は20分、4年生以上は30分間程度がよい。

　治療回数は、週に1回で連続3週必要である。

　この研究のときには、合谷－孔最20～30分間、臥位での低周波治療のみしかしていないが、当然基本的治療を行い、（基本的治療⑤）主訴に対する治療として合谷－孔最の低周波治療を行うことで、治療効果はさらに高くなることが期待できる。　　　　　　　　　　　　　　（『臨床鍼灸学を拓く』を参照）

6-3 治療成績

　以下に治療成績をまとめた。

1．治療対象患者

　昭和55（1980）年3月から12月までに239例の扁桃炎患者の治療を行った。これらの患者はいずれも、どこかの医療機関で扁桃炎として治療を受けていた。患者の年齢分布は、5歳未満が25例で10％、5～9歳が113例、47％である。

　発熱頻度は、月に1回以上の高頻度のものが113例、47％、年に4～11回が87例、36％であり、これらの発熱頻度が年に4回以上の症例、200例を習慣性扁桃炎として、治療後1年間の経過を観察した。200例のうち171例について経過観察できた。

　この171例は、年齢生後6カ月から72歳であり、平均11.8歳であった。また、平均罹病期間は7年である。

　治療前1年間の平均発熱回数は11.4回であった。

2．成績

　治療成績は、171例中30例、17.5％がまったく発熱しなかった。また、発熱回数が1/2以下に減少したもの91例、53.2％であった。無効22例、12.9％。扁桃手術を受けたもの8例、4.7％であった。治療前1年間は平均発熱回数が11.4回であったものが、治療後の1年間は平均3.4回の発熱となった。

7．気管支喘息

7-1　気管支喘息患者に対する治療方法

　鍼治療は原則として以下の手順で行う。

　①仰臥位で、腹部に1番鍼を用いて腹証（腹壁の緊張、圧して痛む部位）および鎖骨下部の中府を対象に刺鍼する。刺したら直ちに抜く。

　②伏臥位で、頸部、肩上部、肩甲間部の筋緊張に対して刺鍼、もしくは長座位で肩甲間部（肺兪を中心に）に3番鍼を用いて1Hz、10分間の低周波鍼通電療法を行う。喘鳴が強く、特に吸気時にも聞こえるときには低周波鍼通電療

法を行う。

③長坐位で合谷－孔最に、3番鍼を用いて1Hz、20分間の低周波鍼通電療法を行う。

④坐位で外関に1番鍼を用いて皮膚・皮下組織に（2mm刺入）、呼気時に刺激（浅刺・呼気時・坐位の刺鍼法）を行う。5～7呼吸回程度。

①～④の刺鍼の目的は以下のようである。

①の刺鍼：

1．腹壁の緊張を解く。
2．全身の体液分布の調節機能を高める。
3．消化、吸収、排泄機能の調節をする。

腹壁（皮膚、皮下組織、筋）の緊張の異常と、腹部を4指で圧したときの痛みを主として対象とする。

②の刺鍼：

1．背筋の過緊張を解く。
2．胸腔内、腹腔内臓器に対し、これらを支配する交感神経ルートを介して機能の調節をする。

③の刺鍼：気管支喘息発作の改善を図る。

④の刺鍼：

種々の刺鍼により生体の機能状態に乱れが生ずるので、自律神経機能を高め、体の調節力（自然治癒力）を高め良い状態にして、自然軽快のチャンスを大きくし発作予防効果を高める。　　　　　　（『臨床鍼灸学を拓く』を参照）。

7-2　治療成績

以下に治療成績をまとめた（『臨床鍼灸学を拓く』P97、表5を参照）。

1．治療対象患者

①罹患年数：20症例、平均6.4年。A群*10症例、平均6.4年。
②治療回数：20症例、平均27.4回。A群*10症例、平均36.3回。
　（＊A群：評価項目すべてを行うことができた症例）

> 2．治療経過成績
> ①20症例で、軽快終了：13例
> 　　　　　軽快中断： 2例
> 　　　　　軽快継続： 5例
> ②10症例（A群*）で、軽快終了： 6例
> 　　　　　軽快中断： 1例
> 　　　　　軽快継続： 3例

1） 気管支喘息発作点数の変化

初診時は、平均20.2点であったが、10診時には平均2.1点に減少した。

2） 治療薬量の変化

吸入回数は、初診時が平均12.5回、10診時には平均5.5回に減少した。また内服回数は、初診時が平均11.4回、10診時には平均6.5回に減少した。

3） 呼吸機能の変化

鍼治療前後に測定した対象患者の呼吸機能検査では、努力性肺気量（FVC）、1秒率（FEV）には呼吸機能の変化はあまり認められなかった。しかし、治療の経過とともに、換気機能障害の判定（オートスパイロ）ではA群10症例中9症例が正常域に改善を示した。

4） 気管支喘息発作時症状の改善

長坐位での合谷－孔最への1Hz，低周波鍼通電療法を行って、外来へ通院可能な気管支喘息発作時の呼吸困難はそのほとんどを改善できた。

発作症状の程度が重いほど、呼吸困難の改善に時間を要した。軽い程度のものは、数分から10分程度で改善し、呼吸困難で会話がしにくい程度のものは通電時間1時間を要した。

7-3　気管支喘息患者の鍼治療と浅刺・呼気時・坐位の刺鍼法

　浅刺・呼気時・坐位の刺鍼法は、副交感神経機能を高めるので気管支喘息患者に不用意に用いると息苦しさを誘発する。しかし、自律神経機能を高め体の調節力を大きくすると考えられるところから、用いることにより発作の予防効果を高められるものと考えられる。

　そこで、坐位での低周波鍼通電療法を行った後に、浅刺・呼気時・坐位の刺鍼法を行うと呼吸困難をつくらずに発作の予防効果を高めることができる。

7-4　鍼治療による気管支喘息症状の変化と呼吸機能の変化

　坐位による低周波鍼通電療法により、喘鳴、呼吸困難は確実に改善する。治療の前後で呼吸機能も改善された11歳の典型例では、年齢も若く、大部分軽快し、この発作以降1.5年ほど発作はないという。他の多くのものは喘鳴、呼吸困難は改善するが、呼吸機能検査では明確な変化が見られない場合が多い。

　鍼治療による発作症状の軽快は、通常の呼吸状態は変化して改善するが、努力性呼吸機能状態までは変化させることが難しいことを示すものであろうか。それは交感神経機能を刺激して高めるのではなく、変動しやすい状態をつくり、坐位という体位を活用して患者の体自身が変化するのを待つという方式による限界なのかもしれない。この治療は、積極的に生体機能を変化させるものではないので、治療のしすぎは起きない。2時間でも3時間でも行える。

7-5　気管支喘息に対する鍼治療の効果の評価

　研究対象となった20症例のうち、18例は軽快している。2例も十分ではないが、軽快している。通常の薬物療法で十分でなく、鍼治療を受けた患者群である。鍼治療を続けることにより、発作の頻度、および治療薬の服薬回数の減少がほぼすべての症例（A群10症例）に見られた。

　鍼治療は、気管支喘息の発作状態から抜け出しやすい状態をつくろうとする療法である。人体に優しい、人体を主体とする療法である。薬物療法と併用し、まず用いてみる治療法と位置づけてよいと考える。

―第2節　循環器の訴え―

　動悸、息切れ、のぼせ、冷えなどが訴えの主なものであろう。心臓と血管系、リンパ管系が対象器官である。

1．循環器の訴えの診察

1-1　体温、脈拍、血圧、心音、浮腫

　動悸、息切れ、のぼせ、冷えなどの点に関して、体温、脈拍、血圧、心音、浮腫については治療と深い関わりがあるので丹念に診察する。

1-2　圧痛、硬結、筋緊張の分布とその性質

　心臓と血管系は分けて考えた方がよい。

1-2-1　心臓について

　①胸部、背部、頸部、上肢：心臓と構造的に関係の深い部として、また、東洋医学的にも関連が深い。
　②腹部：全身状態を整える部として
　③下肢：上記以外の部として、東洋医学の面からも、全身循環の面からも関連が考えられる。

1-2-2　血管・リンパ管系について

　①冷え、のぼせ、浮腫などの部：訴えの部として
　②腹部：全身循環調節の立場から
　③上記以外の部：全身循環の立場から捉える部として
　④特殊な血管反応の部：頸動脈洞など

このような考え方に立って、それぞれの反応を診査し分類する。特に、末梢循環障害については、血管系の問題か、筋など周辺の問題か、何らかの原因による反射現象としての問題か、その他の問題かを検討する。

1-3　医学的検査・管理の必要性

循環器の訴えについては、常に医学的検査を踏まえて治療対象にする。

2．心臓に対する治療とその考え方

● 心臓に対する治療の基本

心臓に対する治療の大切なところは、心臓に対する負担を軽減することである。全身の血流抵抗を緩める。したがって、治療対象部位は以下のようになる。
　①心臓自身を対象として：頸部、背部、胸部、上肢
　②全身循環調節を行う部として：腹部を中心に、上肢、下肢
　③刺激そのものが心臓には負担を増すことになるので刺激量はなるべく少なくする。

　基本的治療を行う。(基本的治療⑤) 主訴に対する治療としては、(基本的治療②) 腹部刺鍼に、合谷 - 孔最、三陰交 - 足三里への20分間の低周波治療。(基本的治療③) 背部刺鍼のときに、肺兪 - 心兪の15分間の低周波治療を行う。

○　**併用する療法**
　治療の効果を持続させるために貼付するものなどを工夫する。
○　**患者自身でできること、家庭でできること**
　家庭での灸療法は効果を期待できる。
○　**患者管理の問題点**
　常に医学的管理の下に行われることが必要である。急激な反応を起こさせないよう細心の注意をする。

> ○ 治療計画
> 　1回の治療を少なめに、回数を頻繁にできることが望ましい。長期間治療可能な方法の検討が必要である。

3．末梢循環障害に対する治療とその考え方

冷え、のぼせなど日常的にしばしば遭遇する訴えである。

3-1　末梢循環障害に対する治療の基本

①血管原性のものか：精神緊張の持続などが血管収縮を起こしやすい。

血管の緊張を緩めることがねらいとなる。脊柱両側と腹部の治療を中心に行う。Ⓜ４、Ⓜ６が効果を発揮する。Ⓜ６は、通常、15分から20分間行うが、時間を長くすることにより効果が大きくなると期待できる。20分間で効果が見られないときには、30分間、1時間などを試みてみる。また、その後にⓂ５を10分間行うことにより、揺さぶり効果が期待でき、試みる価値がある。

②筋疲労などの骨格筋原性のものか：疲労部分の緊張を解き、血液循環の回復を図る。

③他の障害からくる反射性の血管収縮：原障害に対する治療と循環障害に対する対症治療を行う。

④エネルギー摂取不足による冷え：消化器系に対する治療を主として行う。

3-2　患者の体位・肢位と治療

血管運動は重力との関係が深い。重力に逆らって動脈血流を起こさせると、血管運動がさかんになる。したがって、血管運動をさかんにしたいときは、このことを活用する（臥位時での治療のとき、上肢、下肢を10cm程高くする）と効果的である。また、血管の緊張を和らげたいときは水平位におき血流抵抗を小さくするとよい。

3-3　標治法

「3-1　末梢循環障害に対する治療の基本」の部で訴えを4つに分けたが、それぞれについての訴えに直接的に行う。

3-4　本治法

多くの場合、全身的な要因が関わっている。全身的・局所的な浮腫状態、冷え、ほてり、圧痛、硬結、筋緊張を診査し全身的に治療することが大切である。Ⓜ4（外関）が重要である。

○　**併用する療法**

温浴などは効果的である。特に、単に暖めて熱を与えるのではなく、血管運動をさかんにして生物学的力で血流改善を図るのがよい。温冷交代浴などである。また、効果の持続のために貼付するものなどを用いるのもよい。

○　**患者自身でできること、家庭でできること**

生活のリズムを上手に調節することが大切である。適度な運動など、家庭でできることについて指導する。

○　**患者管理の問題点**

更年期障害の症状として見られる場合が多い。神経症傾向の強い人に起こりやすいので、精神的な面についての配慮が必要である。

○　**治療計画**

一般的な冷え性なども3週間ほどの治療で訴えの軽減が見られることが多い。訴えの強い間は、週に2回の治療を3週間ほど、それで終了できる場合と維持療法として週に1回、もしくは2週に1回程度の治療が必要な場合もある。

4．動悸、不整脈

　動悸、不整脈は、循環器疾患の主症状である。ここでは、循環器疾患が認められない、あるいは認められる場合には、動悸、不整脈の程度を軽減するという立場で捉える。そのような立場での本治療により、動悸、不整脈が軽減されることが期待できる。
　治療のねらいは、以下のとおりである。
　①冷え、筋緊張などによる末梢循環不全を改善すること
　②心機能を整えること
　③腹証と腎機能に対する対策をし、体液循環調整をすること

5．浮腫

　人体の水分量は体重の約60％を占める。これを体液と呼び、細胞内液と細胞外液に分けられる。キャノンは、体液を内部環境と呼び、これを健全に維持するための協調的な生理作用を恒常性保持機能と呼んだ。
　ここでは、腎臓疾患、心臓疾患時にみられる浮腫を、体液調節における異常所見の1つであり、全身的な体液の状態を知る指標として捉えることが必要である。
　体液循環についてみると、体液の出入りには個人差はあるが、およそ**表5**のとおりである。たとえば体重60kgの人では、体液は36lほどである。

表5　体重60kgのヒトの1日の体液出納

摂　　　取		排　　　泄	
飲　料　水	1,500	尿	1,500
固形食物水分	800	皮　　膚	600
体組織の燃焼水	300	肺	400
		大　　便	100
計)	2,600 (ml)	計)	2,600 (ml)

なかでも血液の量は体重の約８％弱である。循環する血液は体液の１／７～１／８となる。毛細管での水分の移動は、血漿蛋白による膠質浸透圧が25mmHgほどあり、動脈側では血圧と組織膠質浸透圧により水分が血管外に出て行き、静脈側では血液の膠質浸透圧と組織圧により組織間から血管内に水分が入ってくる。血管からの体液の出入りの量が、疲労の回復能、組織の生きの良さなどに関わる問題となる。全身的にも、局所的にも体調の最も大切な指標である。

①浮腫は血管外細胞外液である組織液の増加、貯留を意味する。

②組織液は、血管壁を経て血液から供給される。その組成は、蛋白以外は血管壁を自由に通過するので血漿とほとんど同じである。蛋白の量は極めて少ない。毛細血管壁の透過性によって蛋白が多くなることがある。そのことは血管内から組織間への水分移動を多くするので組織間液が増加することとなる。

③細動脈と毛細血管との間には括約筋があり、細動脈の平滑筋とともに自律神経の支配を受けている。この括約筋に、収縮、弛緩が律動的に起こり、収縮すると血管内圧が低下し液の流入が多くなり、弛緩すると血管からの流出が多くなる。このようにして調節される。

④浮腫発生の局所的因子：毛細血管透過性の亢進、毛細血管圧上昇、血漿膠質浸透圧の低下、組織液の膠質浸透圧の上昇、組織圧の低下、リンパ管系の障害。

5-1 治療と対策

①腎機能の調整

②全身の体液の調節：腹証に対する治療、皮膚の循環に対する治療

③浮腫局所に対しては、

・細動脈、毛細血管括約筋の機能調整、収縮リズムを良くする。

・血管外に出た蛋白による組織膠質浸透圧の上昇は、蛋白をリンパ管系により取り去ることになるのでリンパの還流をさかんにできるように対処しなければならない。

静脈、リンパの流れを良くすること。血管運動神経機能をさかんにするには、有痕灸による施灸、温冷交代浴などを行う。また、**本治法−2**により自律神経機能の緊張度を高める。

このような考え方により治療する。

5-2 治療の実際

基本的治療を行う。(基本的治療②) 腹部刺鍼のときに、(基本的治療⑤) 主訴に対する治療として、合谷−孔最20分間、臥位での低周波治療と、下肢の浮腫であれば、三陰交−足三里あるいは足三里−築賓、三陰交−太衝に対する低周波治療を20分間行う。このときに下肢を10cm程高くして行うと効果的である。

6. 高血圧

高血圧を治療目的とする鍼灸治療は比較的少ない。しかし種々の症状で鍼灸治療の対象になる患者で高血圧の状態にある患者は多い。したがって高血圧に対する鍼灸治療の配慮は重要な項目である。

6-1 高血圧とは

日本高血圧学会では、米国合同委員会の基準を採用しガイドラインを以下のように作成している。

	収縮期血圧		拡張期血圧
至適血圧	＜120	かつ	＜ 80
正　常	＜130	かつ	＜ 85
正常高値	130〜139	または	85〜 89
高血圧症			
Stage 1	140〜159	または	90〜 99
Stage 2	160〜179	または	100〜109
Stage 3	180≦	または	110≦　(mmHg)

高血圧は、その成因から本態性高血圧症、二次性高血圧とに分けられるが、本態性高血圧症を治療対象として述べる。

6-2 本態性高血圧症とは

高い血圧を示しながら、原因と思われるものが見あたらない状態を本態性高血圧症という。当然、原因疾患はない。

6-3 血圧に影響を与える因子

血圧は、心拍出量と末梢血管抵抗の積によって表される。そこで主なものをあげると、次のようである。
①心収縮力
②末梢血管抵抗
③血液量
④血液粘度

このうち大きな変動要因としては、自律神経機能の調節作用が直接関わる末梢血管抵抗と心収縮力、そして血液量である。そこで、治療のねらいもこれらの要因にどのように対処できるかという観点から取り組む。

6-4 高血圧に対する治療

6-4-1 高血圧の治療として必要な条件と一般的指針

高血圧の治療として必要な条件は、血圧を正常領域に下げ、その状態を維持できることである。

一般的指針として、高血圧に対する薬物治療の必要性の有無に関する判断基準は、2回以上測定した最低血圧の平均値により、次のように規定される。
①120mmHg以上：迅速な検査と治療を要する
②105〜119mmHg：治療を要する
③90〜104mmHg：個々の患者の状況により危険因子のあるものは治療を要する（収縮期血圧の上昇、左室肥大、家族歴に高血圧症合併症、高コレステロー

ル血症、糖尿病等）
　④90mmHg未満：1年ごとに血圧測定をする
　最低血圧が104mmHg以下のものについては、標準的に薬物療法が第一選択される治療とはしていない。

6-4-2　鍼灸治療の適応の判断

　血圧値により、医学的な管理をいまだ受けていない患者については、上記の基準で受診を勧めるなどの判断をする。
　最低血圧104mmHg以下で、特に問題のない症例がまず鍼灸の治療対象と考える。血圧値がそれ以上の症例については、医療との併用という形で治療が可能な場合に対象となる。

6-4-3　高血圧症の医学的治療

　・食事療法：減塩食、標準体重にコントロール、禁煙
　・心身医学的療法：適度の運動、ストレスの緩和、心理療法
　・薬物療法
　・手術療法
　・人工透析、など
　食事療法、心身医学的療法については鍼灸治療においても十分な配慮を必要とする。

6-5　治療の組み立て

1)　血圧を高める身体所見

　精神緊張、いらいら、肩こり、筋緊張、痛み、冷え、浮腫などの循環不全、腹腔内循環不全などが血圧を高める。当然これらの所見が直接治療の対象となる。

2)　高血圧の仕組みからの治療のねらい

　・末梢血管抵抗、心収縮力を対象とする。

・血液量を対象とする。

3) 末梢血管抵抗、心収縮力を対象とする治療部位の考え方

自律神経機能としては、交感神経機能の高まりが末梢血管抵抗を増し、心収縮力を増大させる。

・症状の局所：血圧を高める身体所見で示した症状は、多くが交感神経機能の高まりと関わる。したがってそれらの症状が直接治療の対象となる。

・交感神経系の関連：頸、背、腰部の脊柱起立筋

・圧受容体反射関連：頸動脈洞

・精神症状(精神緊張、いらいら、不眠など)関連：頭部、胸骨部、心窩部、Th_5〜Th_7の脊柱両側

4) 血液量を対象とする治療部位の考え方

薬物療法では、降圧利尿剤を用いることが多い。利尿により血液量を減少させようということである。腎臓の機能である。

東洋医学では、水の代謝を腎ノ臓が司るとされている。また、脾ノ臓は、血を統べるとされており、瘀血等の末梢循環障害に関わると考えられる。したがって、腎−腎経、脾−脾経が主として治療対象となる。

・腎−腎経の関連：兪穴、募穴、腎経経絡

・脾−脾経の関連：兪穴、募穴、脾経経絡

体液循環調節において、調節能力の大きい部位は腹腔内循環といわれている。腹腔内循環が調節能力を低下させると、全身の体液量の調節に問題を起こす。気象条件に影響を受けやすい症状の場合は、体液循環に関わる問題が多いと思われる。そこで、腹腔内循環を正常に保つことが大切である。

腹腔内循環不全の身体所見：腹腔内で柔らかい凝りがあり、おさえると不快な痛みを起こす所見で、臍を中心としたところに出現しやすい。

腹腔内循環の多くは門脈として肝臓に入る。また、門脈は毛細管に始まり毛細管に終わる特殊な循環系であるため、循環不全を起こしやすい。したがって肝ノ臓への配慮も必要である。

・腹腔内循環不全関連：肝兪、右期門、日月、不容、章門、水分、肓兪、気海

5) 血圧調節機構の機能からみた治療のあり方

血圧調節の機構は、大きく3群に分けて考えられる。

第1群は、圧受容体、化学受容体、中枢神経反応などの群で、その効果は直ちに現れるが、効果の持続は1日程度と考えられる。第2群は、刺激後数分間で作動を開始するレニン－アンジオテンシン系を介した血管収縮や、毛細管領域での体液移動などが含まれる。調節力は小さいが、効果の持続は長いとされている。第3群は、数時間ないし数日たって効果が現れる因子で、アルドステロンや腎機能を介する体液量の調節である。調節力は最も大きい。

以上のことを踏まえると、第1群の機能での効果しか期待できないとすると毎日治療を行わなければならない。それでは高血圧に対する治療の必要条件を実際には満たさないことになるので、第1群の効果だけでは治療としての有用性がないと判断される。したがって、高血圧に対する治療の基本は、第2群、第3群を期待できることによって有用性のあるものとなる。第2群、3群は、腎機能に関わりが大きいので、高血圧に対する治療の基本は腎に対するものとして位置づけなければならない。もし第1群のみしか期待できないとしたときには、家庭でできる方法を併用し効果の持続を長くする工夫が必要となる。

6-6 治療の実際

日本人の多くの高血圧は降圧利尿剤が効くといわれる。したがって、血液量に関する治療の配慮が多くは必要である。

足の冷えがある症例は、末梢血管抵抗に関する配慮で血圧をある程度下げることができる。

6-6-1 治療のための診察

1) 症状に関する問診と視診、触診

血圧を高める身体所見としてあげたものについて行う。痛みは患者が訴えるので捉えやすいが、循環不全としての頭部の浮腫や、腹腔内循環不全としての

腹証は治療上重要なので見落とさないように診察する。
その他の呼吸器、循環器、消化器、泌尿器、全身症状などがないか診察する。

2) 理学的所見

①血圧：臥位時、立位時のものを測る。症状のある状態での治療が必要なことがある。基礎血圧を患者に測らせ血圧の状態を把握する。

②脈拍：臥位時、立位時のものを測る。臥位では、60前後50台、立位では、70前後が望ましい。体位によって異常所見が変わるときは、異常所見の大きい体位での治療がよい。脈拍が90を越えるような場合は、発熱その他の何かがないか調べなければならない。

6-6-2 治療の基本

筋緊張など、交感神経機能亢進症状に対しては、筋、筋膜を刺激対象として10秒以上の持続的刺激を用いる。筋は、直接刺激することにより緊張緩和に効果的である。患者の体位は臥位がよい。

腎臓などの臓器を対象にするときは、直接刺激することはできないので当然神経を介しての反射によることとなる。このときの刺激は、硬結、圧痛に対してはこれらの所見を改善することを目的に必要な深さに刺激を与えることがよいが（体位は臥位、交感神経を介しての治療）、治療の最後5分間程度は、自律神経機能を高め臓器の機能状態を良くするために皮膚、皮下組織への刺激（**本治法－2**として副交感神経を介しての治療）とする。

6-6-3 鍼灸療法

基本的治療を行う。

筋緊張に対しては、筋、筋膜に達するところまで刺鍼し刺激する。臓器に対する刺鍼、腹腔内循環不全に対しては基本的治療に基づいて行う。

灸療法は、高血圧に対する治療として重要な意味をもつ。施灸は、部位を決めてもらえれば家庭で毎日すえることができるので通院の回数を少なくでき、長期間の治療を必要とする高血圧症には大切な治療法である。

施灸点は治療部位の中から代表的なところを選ぶ。たとえば、腎兪、肓兪、太渓、百会、天柱、心兪、巨闕。極小灸を各3壮ずつ、1週間に5日間すえる。

6-6-4　高血圧の血管反応性を良くする治療の意義

現在、本態性高血圧症の患者の多くは薬物によって血圧をコントロールしている。血圧は、正常域にコントロールされているが、運動や寒さなどの刺激に対する血管反応性が正常でない患者が多く見られる。これらの患者に上記の鍼灸療法を行うと、血管の反応性が正常化される。このことは、環境への適応性が良くなっていることを示しており、臨床的には意義が高いと考えられる。

6-6-5　治療計画

高血圧症で鍼灸治療を受けている人は1％に満たない。しかし、高血圧の状態で他の愁訴での鍼灸治療を受ける人は多い。したがって、治療者は、どのような主訴を治療対象とするにしても、高血圧状態にある人を治療対象にするときには高血圧のことを配慮した治療法を考慮する必要がある。

高血圧を対象とした治療計画
　第1期　最初の3週間：週に2回程度の治療をし、血圧を目的の高さに調節する。
　第2期　続いての2週間：週に2〜1回の治療を行う。
　第3期　6週目以降：2〜4週に1回の治療を行う。

高血圧と個人が生じやすい不定愁訴を対象に体調の維持を考慮した治療を行い、血圧をコントロールする。

降圧効果がこの治療により十分でない場合でも、薬物との併用として、このような計画で治療することは、健康管理の上からも有意義なものと考えている。

6-6-6　鍼灸治療の実際

基本的治療を標準とする。(基本的治療⑤) 主訴に対する治療として、(基本的治療②) 腹部刺鍼に、合谷－孔最、三陰交－足三里の低周波治療を20分間行う。腹部刺鍼も低周波と同じに20分間置鍼する。足の冷えのある高血圧には有効である。

(基本的治療③) 背部刺鍼に、心兪－膈兪、腎兪－次髎への低周波を15分間行う。心臓、腎臓に対してである。背部刺鍼は、天柱から次髎までの脊柱起立筋、特に深層背筋への刺鍼が重要である。低周波治療中の間、置鍼する。

6-6-7　高血圧に対する治療の有効性と有用性

鍼灸治療は、副作用がない、体全体の体調を良くすることができる療法として、2つの長所をもっている。降圧効果としての有効性と効果の持続が適当であれば、有用性のある療法となり得る。鍼灸として十分な科学的裏づけは現在まだない。しかし、十分大きな期待はもてる。少なくも現在までの種々の臨床的経験から血管の反応性を良くする効果はかなりの確率で期待できると考えられる。

7．低血圧

低血圧症には、西洋医学的に決め手となる治療法もない。命に別状がないなどから、高血圧ほど医学的に管理されていない。種々の不定愁訴が多いなどのところから鍼灸治療を受ける場合が多く、患者の7％ほどの人達が対象となっている。

7-1　低血圧とは

昔から低血圧は長寿の相といわれている。生命維持には必ずしも好ましくないというわけではない。

血圧の成因および調節機構は、高血圧の部で述べている。

7-2　低血圧の診察

①血圧・脈拍、圧痛・硬結・筋緊張の分布とその性質：低血圧の人は、全身的に種々の愁訴が多い。それらの愁訴に対して圧痛、硬結、筋緊張所見は、具体的に治療を指示してくれる指標である。

②腹証：低血圧の人は、多くの自律神経愁訴を示すが、これらに対し腹証は特に重要な治療指標である。

③医学的検査・管理の必要性：医学的検査を踏まえて治療対象にする。

7-3　低血圧に対する治療

● **低血圧に見られる主な症状と治療のねらい**

主な症状は、疲れやすい、朝起きにくい、立ちくらみ、足腰の冷え、夕方になると足がむくむ、種々の愁訴が多いなどである。

低血圧は、そのこと自身必ずしも問題ではない。日常生活で問題となる症状を改善できればよいと考える。そこで、体力を高め、末梢血管の特に下半身の血管の緊張性を高めることが治療のねらいとなる。

①血管の緊張性を高める。
②消化器系に問題のある患者には、それに対する対策をする。
③冷えのある患者が多いが、栄養摂取に問題のある冷えがほとんどである。そうでない場合は、低血圧とは別の問題として捉えなければならない。

7-4　治療の実際

疲れやすい、朝起きにくい等の訴えをもつ人が多い。したがって、それらの愁訴をどのように改善し快適な日常生活を実現できるかが課題である。

低血圧でも他に愁訴がなければ特に治療の必要はない。

①血管の緊張性を高める治療：鍼灸は、**本治法－2**として、坐位、呼気時の皮膚、皮下組織刺激を中心とする。このことにより、交感神経機能、副交感神経機能の高まりを期待できる。治療点は、代表的には外関がよい。

②消化器系や冷えに対しては、それぞれに対する標治法、本治法による対策

7-5 鍼灸療法

1) 基本的治療を標準とする

基本的治療⑤　主訴に対する治療は、長坐位での合谷－孔最20分間の低周波治療を中心とする。低周波治療が行いにくいときには、長坐位での合谷への置鍼を行う。そして、外関への**本治法－2**が治療の決め手である。

機械的刺激は、一般的に緊張を緩める方向に作用する。血管に対しても血管を拡張させる反応が強い。したがって、普通に治療すると低血圧の愁訴は改善しにくいことがある。そこで、治療は、圧痛、硬結、筋の緊張など、局所的に機能の障害を起こしやすい現象を全身的影響をできるだけ少なくするように配慮して治療する。

たとえば、坐位のときは、全身反応としては、緊張が緩む反応が起きにくい。そのような状況で局所の歪みを改善してしまう。また、仰臥位にして下肢を上げると、下肢の動脈血管の運動が活発になるので最後はそのような体位で仕上げを行うのもよい。

物理療法による治療は、与える物理的エネルギーによって治療目的を達するものではなく、治療に必要な生体反応を引き起こすことができる状態をつくることである。特に低血圧の人は、刺激過剰になりやすい傾向にある。硬結、圧痛など、とれそうなところでよい。少しずつの治療を回数を重ねて治療目的を達するようにする。

2) 標治法（症状に対する治療）

本態性高血圧に比べると治療は難しい。原則として患者の体位は坐位がよい。肢位も先に書いたように工夫する。反応をできるだけ抑えてちょっと変わる程度で終わる。

3) 本治法（全身的立場からの治療）

防衛体力を高めることが目的である。腹部の治療が基本となる。

本治法−2を活用する。

> ○ 併用する療法
> 　刺激量を抑える意味でいろいろなことは行わない方がよい。
> ○ 患者自身でできること、家庭でできること
> 　生体の活動性を高めるのは、活動的な方法が望ましい。適度な運動や、乾布摩擦、冷水摩擦などである。朝起きにくいのは、睡眠を上手にとることによって解決の糸口をつかめる。上手な睡眠とは、寝る前にこりとか冷えに対する手当をし、体に歪みをなくして休むことである。
> ○ 患者管理の問題点
> 　本態性低血圧は、医学的にはあまり問題はない。むしろ、被刺激性が小さいので刺激量が多くならないように注意が必要である。
> ○ 治療計画
> 　週に2回程度から始めて、愁訴が改善してきたら2〜3週に1回程度の維持療法を行う。

―第3節　消化器の訴え―

　食欲がない、お腹の調子が悪いなど、消化器の訴えは誰にでもあり、治療対象者がこのような訴えをもっていることは、本人が訴えていない場合でもよく聞いてみると多い。したがって、消化器の訴えに対する配慮をもった治療が行えることが、患者に対する治療の基本として望ましい。

1．消化器の訴えの診察

　食欲、膨満感、下痢、便秘、排便の様子、腹部の不快感などを問う。触診、聴診、視診を行うが、特に圧痛・硬結・筋緊張の分布とその性質等は治療に直接関わってくる。
　①腹部、背腰部：消化器官と構造的に関係の深い部として

②下肢：東洋医学的関連も含めて関係の深い部として
③上肢、頭頸部：上記以外の部として
　このように3つに分け、圧痛、硬結、筋緊張の分布、性質を調べる。
　①の腹部所見は、腹証として捉えられる。消化器官の障害以外のときに見られる腹証は、機能的な症状と考えて大筋よい。しかし、消化器官の障害のときの腹証は、消化器官の障害そのものとの関わりもあり得るので、他の場合より注意深く診査する必要がある。
　医学的検査・管理の必要性：訴えが医学的にどのようなものであるのかを明らかにしておく必要がある。
　患者管理の問題点：ストレス潰瘍といわれるように消化器の訴えは、心身のストレスとの関わりが大きい。日常生活のなかに根ざしている問題を検討し、避けられない場合にはどのようにしてその影響を小さくできるかなどの工夫が必要である。

2．消化器の訴えに対する治療

　内臓諸器官に対する治療は、運動器に対する治療とは異なる。運動器における筋緊張、硬結、圧痛などの所見は、病態そのものに近い。しかしながら、内臓器傷害のときの筋緊張、硬結、圧痛などの所見は、関連して現れるものであり、傷害そのものではない。そのことは、運動器の傷害のときには、治療により直後効果が期待されやすい。しかし、内臓器の訴えによるときには、神経反射による（鎮痛効果など）効果は期待できるが、運動器疾患のときほどではなく、特に潰瘍などの器質的傷害は神経反射で直ちに改善するものではなく、改善しやすい状態をつくるところに治療の意味がある。
　このようなところから、内臓器に対する治療は運動器に比べ長期間を要するものであることを患者にも理解させることが大切である。
　自律系支配を受ける器官の中で、呼吸器、循環器は比較的体性系支配を直接的に受けやすい器官である。消化器官は最も内臓器らしい内臓ともいえる。
　物理療法は、生体の状態を整えて生物学的力を最大限に発揮させようという

療法である。人体は、あらゆる部分に治そうという力をもっている。内臓器の傷害も当然その下にある。現在、物理療法が内臓器の疾患に用いられることは極めて少ないが、治癒力を高める基礎療法として用いる意義は高い。特に、自律神経機能を持続的に高めることができるとすれば期待も大きい。日本の鍼灸師は、内臓器の訴えに対しての治療経験が少ない。今後の発展を大いに期待しなければならない。

　①消化器の訴えに対する治療の基本：より軽微な刺激でいかに効果的に全身状態を整えることができるかがより良い治療である。経験医術の本領が最も発揮される。

　②標治法（訴えに対する対症治療）：背腰部、腹部への治療を行う。

　③本治法（全身的立場からの治療）：経験医術の知恵を活用した本治法としての治療を行う。

　気血の滞りを除くという意味で、**本治法－1**を行う。

　外関への**本治法－2**を行う。

○　併用する療法
　　家庭での灸療法

○　患者自身でできること、家庭でできること
　　規則的な生活リズムを守るよう指導する。特に早起きによる1日のリズムをつくることが基本である。

○　患者管理の問題点
　　医学的な管理の下に行う。

○　治療計画
　　訴えがある程度軽減するまでは、週に2回程度の治療をし、その後は週に1回ないし2週に1回程度とする。

3．食欲不振

　食欲不振は、多くの消化器疾患の1つの症状として訴えられる。このような

点について診察、診断するのは医師の業務である。鍼灸治療が対象にするのは、消化器疾患というほどの状況にはないけれども、疲労、体力の低下などとともに見られる食欲の不振である。

1) 食欲とは

食欲は飢餓の第一段階であり、快の感情を伴う。食欲には精神的要素が強く結びついており、主観的選択が主導性を帯びている。食欲は、味覚、嗅覚、視覚などと関連を有し、これらには条件反射の機序が関与している。後天的に獲得された感覚である。飢餓感は先天的な感覚であり、食欲の根底をなすのはやはり飢餓の感覚である。

2) 飢餓の発現

飢餓の発現機序についてはいまだ明らかでない。胃そのものに原因を求める局所説と体液の変化が中枢を刺激して起こるという全身説があるが、人間では心理学的要因が食欲に重大な影響を与えている。

空腹感の主要素が中枢性であることには疑問がなさそうである。それに胃、十二指腸などの末梢感覚も無視できず、それに心理的要因が関わって生ずるものであろう。

3) 食欲不振の原因

これらのことについて学ぶのは臨床医学である。ここでは治療を考えるのに必要な原因を列挙する。

①中枢性食欲不振：神経症、精神病、急激な情動の変化、暑熱、脳内圧の上昇、口腔内疾患

②中毒性食欲不振：薬物、食事性中毒、急性熱性疾患

③内臓性食欲不振：アレルギー、便秘、胃疾患、その他の内臓疾患（多くの胸腔、腹腔内内臓疾患で起きる）

④欠乏性食欲不振：B群ビタミン欠乏症、内分泌障害（下垂体前葉の機能低下、甲状腺機能低下）

3-1　治療

1) 治療対象となる食欲不振

上記の原因のうち、治療の対象になるのは主として神経症、急激な情動の変化、暑熱、便秘、軽症の胃疾患、軽症の内臓疾患によるものなどであろう。

2) 治療の考え方

①胃腸の働きを良くする治療：胃腸に対する標治法
②原因疾患に対する治療：原因疾患に対する標治法
③**本治法－１、２**

本治法－２のもつ意味が大きい。

　(基本的治療⑤)　主訴に対する治療としては、代表的には、消化器系に対する治療を行う。

　同様に(基本的治療②)では、合谷－孔最、三陰交－足三里の低周波治療20分間。

　また(基本的治療③)では、膈兪－肝兪、脾兪－腎兪の低周波治療15分間を行う。

4．種々の消化器症状

4-1　便秘、下痢

便秘と下痢も消化器疾患の代表的症状である。種々の消化器疾患に現代の医療と併用療法として用いる意味も大きい。

治療は、消化器系の訴えに対する治療により行う。**本治法－１、２**が中心となる。

　(基本的治療⑤)　低周波治療については、(基本的治療②)で、合谷－孔最、三陰交－足三里の低周波20分間を、(基本的治療③)で、膈兪－脾兪、腎兪－次髎の低周波治療15分間を行う。

4-2　悪心、胸やけ、腹部膨満

　これらの訴えについては、それを主訴として患者が来院することは稀である。しかし、運動器の訴えを主訴として来院する患者のなかに、これらの訴えをもっている患者は多い。そこで、これらの愁訴についても治療できることは、患者の主訴に対する治療にとどまらず、それぞれの患者がどのような状態にあるかを明らかにしながら健康管理ができる治療者になれる道である。未病を治す東洋医学の本来の姿に近づくことである。これらの愁訴に対しても、それぞれの病態生理を基に、訴えの発生機転を明らかにし、治療のねらいどころを定める。

4-3　口臭

　口臭とは、呼気に臭気を有することである。現代の人々がとても気にするところである。

　ある程度の口臭は生理的にも存在する。起床時の口臭はしばしば経験するが、前夜の食物残渣が口内細菌により腐敗発酵して有機物を発生するためである。発生の仕組み、および原因疾患を以下にまとめた。

○　口臭、発生の仕組み
　①口腔内の不衛生
　②気道（鼻、口腔から肺）に有臭性の病変がある。
　③消化管に揮発性の有臭物がある。
　④全身的な代謝異常

○　口臭の原因疾患
　①　局所の原因
　・歯疾患：むし歯、義歯、人工冠、不正咬合
　・口腔軟部組織の疾患：口内炎、口内潰瘍性病変、口内腫瘍
　・鼻咽頭の疾患：副鼻腔炎、アデノイド、鼻閉、臭鼻症

② **近接臓器に由来するもの**
・消化器疾患：食道狭窄、幽門狭窄、胃や食道のがん、腸閉塞など
・肺疾患：慢性気管支炎、気管支拡張症、肺膿瘍、肺壊疽（嘔吐を催すような悪臭）

③ **代謝性のもの**
・糖尿病：甘いアセトン臭
・肝硬変：特有な口臭
・尿毒症：アンモニア臭

④ **食物・薬物によるもの**
にんにく、玉ねぎ、砒素剤・蒼鉛剤ではにんにく用の口臭。鉛中毒・燐中毒など

4-3-1　口臭に対する治療

口臭には多くの原因があるが、その90％以上は局所的なもので口腔内の不衛生によるといわれている。したがって一般的対策としては、口腔内を衛生的に保つ習慣を身に付けさせることが第一である。たとえば、食後、就寝前の歯磨きを励行させる。

1)　口臭の原因を明らかにするための診察

口臭の原因疾患に関して問診により診察する。口臭が初発症状ということはないので、問診により他の症状を尋ね、上記原因疾患は検討することができる。

原因疾患に相当するものがあったとき、いまだそれに対し医療処置を受けていなければ、上記の原因疾患は鍼灸などの治療が第一選択される対象ではないので医療を受けるよう勧め、鍼灸の治療と併療することが望ましい。

すでに医療管理下にある人でも鍼灸治療を併療し、身体の治す力を高めることで症状の改善を期待できる。

上記の原因疾患といえるものも見つからず、口腔の衛生的管理をしてもなお口臭が問題になるときには鍼灸治療を試みる。

2) 治療のための診察

①局所の切診：頭部、顔面部、頸部、背部、胸部、腹部について圧痛、硬結、筋緊張を調べる。

②遠隔部の切診：口腔、鼻腔、気道、上部消化管を考えると、上肢では、肺経、大腸経が関連経絡として有力である。下肢では胃経であろう。これらの経絡をよく切診し、圧痛、硬結、筋緊張を調べる。

3) 口臭に対する治療の意味とねらい

治療の意味は、特効的に効果の期待できる対象ではないが、口腔、鼻腔、気道、消化管の機能を旺盛にすることによって、その人がもつ最も健康な状態の臭いにすることを可能とすることであろう。

治療のねらいは、口腔、鼻腔、気道、消化管の機能を活発にすることである。代表的な治療対象部位は、以下のとおりである。

顔面部：下関、頬車、顴髎
頸　部：天柱、風池、翳風
背　部：風門、肺兪、心兪、膈兪
胸　部：中府、彧中、兪府、膻中
腹　部：巨闕、中脘、期門
肺　経：孔最
大腸経：合谷
胃　経：梁丘、足三里
脾　経：三陰交

4) 鍼灸療法

基本的治療を行う。それぞれの部位での治療経穴は、上記の経穴を中心に、圧痛、硬結、筋緊張を対象に刺鍼する。筋緊張、硬結、圧痛についてはその部の深さまで刺鍼し、筋緊張をとるには10秒以上の雀啄刺激を行う。

(基本的治療⑤) 主訴に対する治療として、(基本的治療②) 腹部刺鍼時に合谷－孔最、三陰交－足三里の臥位での低周波治療を20分間行う。

(基本的治療③)背部刺鍼時に天柱－風池、心兪－膈兪の低周波治療を15分間行う。

4-4　舌苔

舌苔とは、糸状乳頭の先端にある角化した上皮細胞の突起が異常に増殖成長し、さらにこの小突起間に剥離した上皮細胞、分泌液、白血球、食物残渣などが停滞し、そこに細菌やイーストなどの雑菌が増殖し、特有の灰白色あるいは褐色の色調を呈したものである。

その発生機序は不明の点が多い。局所的には、食物摂取、咀嚼運動、舌の運動が関係する。これらの運動が妨げられると生じやすい。口腔内の炎症、唾液分泌障害も促進因子となる。全身的には発熱、不眠、喫煙なども関係する。

1)　舌苔の臨床的意義

舌は、正常でもわずかに灰白がかった白苔で覆われている。広範囲に厚い舌苔に覆われている場合は明らかに病的である。各種の内臓疾患や全身性疾患により生ずるので、特定疾患との関係は明らかでないが、消化器系疾患、なかでも胃がんや萎縮性胃炎での発生は多い。

2)　中医学での舌苔の扱い

参考にするのもよい。

4-4-1　治療の実際

基本的治療を行う。(基本的治療⑤)主訴に対する治療は、消化器系に対する治療を行う。

(基本的治療②)では、合谷－孔最、三陰交－足三里の低周波治療20分間。
(基本的治療③)では、膈兪－肝兪、脾兪－腎兪の低周波治療15分間を行う。

第4節　泌尿・生殖器の訴え

慢性前立腺炎、前立腺症、更年期障害などが多くなっている。頻尿、夜尿なども昔から多い。

1. 泌尿・生殖器の訴えの診察

これらの訴えについてはなかなか問診しにくいところである。さりげなく患者が答えやすい状況を考え、問診できるようにならなければならない。

生理痛、更年期の問題などは女性患者には必ず問診しなければならないほど体調の不調との関わりが大きい。触診・聴診・視診を行い、圧痛・硬結・筋緊張の分布とその性質は治療との関わりが大きい。

①下腹部、腰仙部：泌尿・生殖器官と構造的に関係の深い部として
②下肢：東洋医学的関連も含めて関係の深い部として
③腹部、背部：全身状態を整える部として
④上肢、頭頸部：上記以外の部として

このように4つに分け、圧痛、硬結、筋緊張の分布、性質を調べる。

下腹部に見られる腹証は、訴えそのものとの関わりもあり得るので、他の場合より注意深く診査する必要がある。

医学的検査・管理の必要性については、訴えが医学的にどのようなものであるのかを明らかにしておく必要がある。

患者管理の問題点としては、恥ずかしがらせないということが大事である。

2. 泌尿・生殖器の訴えの治療

泌尿・生殖器は、他の臓器と比べ比較的独立性が高いように思われる。しかし、更年期障害は全身的問題なので、これらの訴えのなかでは他と様子が異なる。

2-1 泌尿・生殖器の訴えに対する治療の基本

環境への適応力を高めることが第一のねらいであろう。基本的治療を基本とする。

（基本的治療⑤）　主訴に対する治療は、下腹部、腰仙部、そして下肢への治療である。訴えに関わる所見にいかに的確に刺激するかが治療効果を左右することになる。

婦人科疾患に関する三陰交は、これから裏づけされなければならないところが多いが、あまりにも有名である。

（基本的治療⑤）　低周波治療は、（基本的治療②）のときに、合谷－孔最、三陰交－足三里の低周波20分間を、（基本的治療③）のときに、腎兪－次髎の低周波15分間を行う。

本治法は、背部、腹部に対する**本治法－1**を基本に、**本治法－2（外関）**を行う。

○　併用する療法
　家庭での灸療法

○　患者自身でできること、家庭でできること
　規則的な生活リズムを守るよう指導する。特に日の出とともに起床することが望ましい。

○　患者管理の問題点
　医学的な管理の下に行う。

○　治療計画
　訴えがある程度軽減するまでは、週に2回程度の治療をし、その後は月に1回程度の治療で体調を整えることを中心に、主訴の管理ができるよう試みる。

3．夜尿

夜尿をどう考えるか。種々の要因が関わる複雑な夜尿は除外し、ここでは一

般的なものについて述べる。

夜尿は、赤ちゃんのときにはおむつの中で、誰しもしているわけである。それが成長とともにまず、昼間はおむつが取れ、そして夜も必要がなくなるのが一般的な経過である。夜、気がつかないままに出てしまうのが一般的な夜尿である。

そこで関わりの大きいと考えられる要因としては、自律神経機能がうまく機能しない、ということがある。

具体的には、寝ても身体機能が眠りのパターンになりにくい。そのため夜間の尿生成が多い。低血圧や自律神経失調症のときには、朝起きにくい。目が覚めても、自律神経機能が高まらない現象が起きていると考えられる。ちょうどこれと逆のことが夜尿では生じているのではないか。

3-1 治療

「治療のねらい」としては、自律神経機能を整える、眠りのパターンへの転換をスムーズに図ることが大切である。たとえば、就寝10分前に浅刺・呼気時・坐位の刺鍼15呼吸回分と温灸などを行う。

1) 治療の実際
①中脘、関元、身柱、腎兪に臥位での**本治法－1**
②外関もしくは三陰交に坐位で**本治法－2**
③治療時間は短めにする。
④通常の鍼灸治療は、基本的治療を行う。

(基本的治療⑤) 主訴に対する低周波治療は、(基本的治療②) のときに、合谷－孔最、血海－三陰交の低周波治療20分間を、(基本的治療③) のときに、腎兪－次髎の低周波治療15分間を行う。

2) 一般的注意
①就寝2時間前頃からは活発な活動を控え、静かに過ごす。
②就寝前の飲水を控える。

③日中は十分に活動させる。

4．月経痛

　月経痛も基本的には、更年期障害と同様に元になる現象は誰にでもあるものであり、そんななかで、症状の程度が大きい場合と小さい場合とがある。各個人がもっている適応力に関わる部分が大きいと思われるので、全身状態を整えることが大切である。

4-1　治療

　基本的治療を基本に行う。

　(基本的治療⑤)　主訴に対する低周波治療は、(基本的治療②)のときに、合谷－孔最、血海－三陰交の低周波20分間を、(基本的治療③)のときに、腎兪－次髎の低周波15分間を行う。

5．更年期障害

　更年期は、生殖期から非生殖期への移行期間とされる。閉経前後の数年間をいう。平均的には、閉経はその80％の人達は45～55歳の間にあり、50歳にピークがある。更年期は閉経の前後を合わせて約7～10年持続するとされている。
　更年期障害とは、更年期に見られる諸症状とされてきた。数多くの症状が訴えられているが、これらの症状の発生時期と月経状態との関係を検討すると、主に下記のとおりである。
　①顔面紅潮、発汗は、閉経前から閉経にかけて頻発する。
　②腰背部痛、関節痛、手足のしびれ感、うつ病様症状は、更年期から老人期にも見られる。
　③性交痛、不感症、冷感症、倦怠感、頻尿、便秘は、閉経後に好発する。

5-1　更年期障害への考え方

　上記の症状に関して、卵巣からのホルモンであるエストロゲンの不足による症状がどれかが検討されている。その結果によると、
　①顔面紅潮、発汗の血管運動神経症状は、92％が関わりをもっている。
　②精神神経系症状は58％、運動器系症状56％、泌尿・生殖器症状67％となっている。
　卵巣機能の低下は、すべての婦人に訪れる。しかし、更年期障害として問題になるのは、約半数の人達といわれている。半数の人達は卵巣機能の低下を大きなトラブルなく受けとめている。つまり、卵巣機能の低下は、更年期障害の原因となる絶対的条件ではない。更年期障害は、身体的要因、精神的要因、社会・文化的要因が総合されて生ずるという考えが支配的である。
　上記の症状についての検討を見ても、障害を示している人のなかでもエストロゲンとの関係が強いのは血管運動神経症状である。
　以上のことを総合して考えると、更年期障害はホルモンバランスの変化に対する適応のしくじりとして現れるところが大きいと位置づけることができるであろう。

5-2　更年期障害の診察

　①問診により症状と閉経との関係をよく聞く。
　②神経症傾向の大きいことが要因の１つである。質問紙法で調査する。
　③血圧、脈拍から自律神経機能状態を知る。
　④**本治法－１**として対象とする身体所見（筋緊張、硬結、圧痛）を調べる。

5-3　治療

　更年期障害は、内外環境への適応のしくじりとして捉える。もちろん骨盤内臓への治療が必要であるが、中心は全身状態を整え適応力を高めることにおく。
　①**本治法－１**として脊柱両側（深層背筋）、腹部を特に重視する。
　②中心となる症状への標治法

③神経症傾向に対する治療
④**本治法－2**は、自律神経機能を高めることにより適応力を高めるために大切。基本的治療を標準に行う。

基本的治療⑤　主訴に対する低周波治療は、基本的治療②　のときに、合谷－孔最、血海－三陰交の低周波20分間、基本的治療③　のときに、腎兪－次髎の低周波15分間を行う。

―第5節　脳、神経の訴え―

1. 頭痛

頭痛は、日常的に多い訴えで、治療の対象となる場合も多いと考えられる。本格的に治療対象とするには、西洋医学の立場からの診察を踏まえた上で対応することが必要である。

1-1　頭痛の診察

鍼灸治療の対象となる頭痛は、多くの場合、慢性頭痛としての緊張型頭痛、片頭痛である。急性の頭痛は、鍼灸が主となって対象とする疾患ではない。慢性頭痛は、体質的要因の関わりが大きいので、全身的診察が大切である。特に、頭痛に直接関わり治療の中心になる部位として、頭部、頸部、肩部、背部の切診をよく行い、筋の緊張、硬結、圧痛を把握する。

頭痛は全身的な体の状態に支配される。したがって、胸部、腹部、背部の切診所見、下肢の冷え等は重要な治療対象所見となる。

脈拍、体温、血圧について検査し、発熱している場合は全身的な安静を必要とするので、最小限の刺激量で治療を行う。**本治法－2**を用いる。

血圧がいつもの状態に比べ高い、あるいは明らかに高血圧の状態にあるときは、十分注意して、背腰部、胸腹部、下肢の治療から始め、頭頸部、肩部を最

後にし刺激量を控えめにする。

体温、血圧に異常なく、脈拍が安静臥位でも80以上あるような場合は、疲労して体力が低下している状態と考えてよい。刺激量をやや控えめにし、胸腹部、背腰部の治療を主として全身的な体力の回復をねらいとする。

体温、血圧に異常のある患者は医療機関を受診させるか、判断が求められる。鍼灸治療の対象になるのは、ほとんど緊張型頭痛、片頭痛である。

1-2 緊張型頭痛

緊張型頭痛は、筋収縮性頭痛、心因性頭痛、仮面うつ病になる。筋収縮性頭痛は頭頸部の筋の持続的な過緊張により起きる。鍼灸治療の主たる効果は、筋緊張の軽減にあるので、本頭痛に対して効果を期待できる。しかし、従来の成書では、治療直後はよいが効果の持続に問題があるとされることが多い。この点に関する対策が本症に対する治療の重要な点である。それは、筋収縮の原因は何であるかを捉え治療と対策を立てることであり、身体の治す力を活用するところに活路がある。

治療は基本的治療を基本に行う。

1) 基本的治療

(基本的治療⑤) 主訴に対する低周波治療は、(基本的治療②) のときに、合谷－孔最、三陰交－足三里の低周波治療20分間を、(基本的治療③) のときに、天柱－風池の低周波治療15分間を行う。

2) 標治法

側頭筋、後頭筋、後頸筋、側頸筋、肩上部、肩甲間部の筋等が緊張を起こす筋群である。示されている筋緊張所見の頭部から遠い所の筋群から治療する。緊張している筋に刺鍼し、緊張が強いほどゆっくりした雀啄を行う。刺激が強くならないよう注意して行う。緊張がやや緩むことを目安にし、後は血液循環を良くするように治療する。

3) 本治法

緊張型頭痛は、心身の種々の影響を受けて発生している。したがって、全身的に筋緊張、圧痛などの所見が見られる。これらの所見に対する十分な治療により、全身的身体状況を良好にすることが、治療効果の持続を良くすることに意味をもつものと考える。全身状態も、自律機能を対象としては腹部、体性機能を対象としては背部がその中心となる。上肢、下肢に見られる所見が、神経反射、経絡などの立場からの関連する所見として治療対象となる。よく診査し、適切な治療を行う。そして、**本治法－2**を行うことが緊張型頭痛を予防する上でも大切な意味を持つ。

○ 併用する療法

局所の血液循環を良くする目的で、局所への温熱療法を行うのもよい。また、局所の血液循環を良くするとともに全身的な自律機能の改善を期待できる家庭でできる低周波療法もよい。

○ 患者自身でできること、家庭でできること

筋の過緊張を予防あるいは改善するために適度な運動が大切である。それぞれの患者の状況に応じた適切な運動を指示する。生活習慣の悪循環のなかで生じていることが多いので、悪循環を断ち切るよう具体的な方法を指示する。

○ 医学的管理の必要性の有無

緊張型頭痛としては特にない。

○ 治療計画

慢性的なものが多いため、治療により効果をあげるとともに、患者自身が主体的に日常生活の中での工夫で克服できるようにしなければならない。

1-3 片頭痛

片頭痛は、治療の難易度からすると従来、相当高かったが、気管支喘息の治療の開発により基本的には解決している。

1) 発症の性比と年齢による発作の推移

男性の1.5～2.0倍女性に多い。10～20代の女性に入学、初潮、就職、結婚などを契機として発症することが多い。

追跡調査によると、1/3の例では発作は消失、発作の残っている例の2/3は軽快しているという。

2) 遺伝性と体質

片頭痛は遺伝性要因が重要な役割を演じているといわれている。遺伝因子は決定的ではないが、片頭痛患者は手足が冷たく、温刺激に対する手の血管拡張反応が異常で、乗り物酔いやアレルギー体質のものが多く、高血圧になりやすく（心臓血管系疾患に対する予防）、妊娠中に中毒症状を示しやすい（妊娠したときの予防）。家族に、高血圧や脳血管障害をもつ者のある率も高い。また他の資料では、片頭痛のある人は、対象群の1.7倍高血圧になりやすい。

ある研究者は、片頭痛の遺伝素因は視床下部を含めた自律神経系の調整の不安定さへの影響が大きい（治療に対する反応が大きい。治療が難しい）と述べている。ことに、血管反応の不安定さが重要で、セロトニンやノルアドレナリン代謝の不安定が基盤にあって発作を起こしやすい1つの体質を形づくっていると考えられる。

3) 性格と社会的心理的背景

性格的には、完全癖、頑固、神経質、易怒性、几帳面など、神経症傾向を示す患者が多い（多愁訴）。

4) 誘発因子

情動刺激、月経、強い光、暖房、入浴（入浴が誘発因子の場合は治療の多くが誘発因子になりやすい）、直射日光、アルコール飲料などは血管拡張作用によるものであろう。

1-3-1　鍼灸治療

　前述の2)、3)、4)の項目のなかで（　）内に注を入れて示したように、多くのことを考えさせられる対象である。軽症な例では、臥位での合谷－孔最の低周波鍼通電療法が効く場合もあるが、多くは発作を誘発したりする。しかし、気管支喘息の治療と同様に、基本的治療法の(基本的治療①)浅刺・呼気時・坐位の刺鍼 7呼吸回分を外し、(基本的治療②)、(基本的治療③)、(基本的治療④)を行い、(基本的治療⑤)主訴に対する治療、長坐位での合谷－孔最20～30分間の低周波鍼通電療法を行うと、前駆症状のあるときでもそれを改善できる。

　最後に(基本的治療⑥)浅刺・呼気時・坐位の刺鍼10呼吸回分を行う。

2．目の疲れ

　現代生活では、パソコン等の影響で大変多い訴えである。

1)　生き生きした目

　生き生きと活動しているときは、自ら目がキラキラと輝いている。目が生き生きしているのである。目は口ほどに物を言うというが、まさにそのとおりであり、美しさの中心も生き生きした目にこそある。

2)　日本人の目の状態

　外国で、眼鏡をかけてカメラをもっているのが日本人の姿だといわれるが、厚生労働省の国民健康調査によると、総数で日本人の36.2％の人が眼鏡を使用している。このうち18.1％は老眼による眼鏡であるから、日常活動時に眼鏡を使用しているのは18.1％となる。およそ5人に1人ということである。しかし、これは国民全体の推計である。当然、子どもでは少なく、最もピークとなるのは15～24歳で32％を示し、3人に1人が眼鏡をかけている。確かに眼鏡を使用している人が多いようである。そこで、眼鏡の使用とは別に、視力について見

ると、総数で視力正常が56.4％となっている。年齢階層別に見ると、5～14歳で89％、15～24歳で63％、25～34歳で66％、35～44歳で71％となり、その後は老眼の出現により視力正常が急激に減少する。

　近視をみると、総数では18.6％であるが、5～14歳8.2％、それが15～24歳には34％とおよそ4倍にも増加する。また、25～34歳で30％、35～44歳では21％と減少してくる。15～24歳の10年間は、高校、大学に進学する年代であるが、近視がこの年代をピークとして急増し、また減少するということは、何を意味するものであろうか。5～14歳は小・中学生の年代である。小・中学校においては、健康診断がよく行われており、この間に調査もれがあって近視が少なくなっていることは考えにくい。したがって実際に、15～24歳の年代で近視が数倍に増加するとみなければならないであろう。

　何がこのように高・大学時代に近視を多くしているのか、一般に目の酷使が問題にされ、文化程度の高い国ほど近視の発生が多いともいわれている。11大都市、その他の市町村別にみると、大都会ほど視力正常のものが少なく、特に近視については15～24歳での増加の仕方が著しい。

3) 近視は国民病

　わが国の多くの人々が近視である。しかし、多くの近視は、凹レンズで調節力を補うことによって正常な視力を得られるので、臨床的にはそれほど問題はないが、調節力に異常を生じていることは直接的には視力にかかわってくるが、決してそれだけではなく生体内の種々の関連によっていろいろな反応を生ずるはずである。眼精疲労による頭痛などは、そんな例の1つであろう。

　したがって、このように近視が急増する状態に対して眼鏡を処方して視力だけを補正すればそれでよいというわけではない。やはり、全身的な健康度を高めるには、機能を保持するための努力が必要である。その上で、眼鏡による補正ということであろう。

4) 近視に対する対策

　近視が簡単に治るなどと考えてはならないであろう。しかし、他の疾患と同

様に適切な方法によってある程度予防が可能なことも確かなことと考える。

　目のピントを調節しているのは水晶体周囲の筋が中心となっている。近い所を見続けるということは、筋に持続的な収縮状態を保持させることである。筋を疲労させずに活動させるには、収縮と弛緩のリズムが重要である。教室のなかでの授業のように、ノート、教科書、黒板などを交互に見ているときは、筋が一定の収縮状態に保持されることはないので、それほど疲労するということもないであろう。しかし、夜、家庭で勉強する場合には、机の上にあるノートや参考書にほとんど注意が集中しており、調節力に変化を与えるチャンスがないところに問題があるであろう。特に、スタンドだけを点灯している場合には机の上しか明るくなく、離れたところを見る機会を一層少なくしている。

　このような状態での家庭での学習時間の延長が、高・大学生の近視の急増に関わっているのではないか。勉強することを中止することはできないので、第一に、リズムを導入することが大切である。何十分書物を見続けたら何分目を離したらよいのかなどの資料は手元にない。このことは、個人差も大きいことであろうから、各自が目の疲労感を感じたら小休止を入れることであろう。

　第二に、目の疲労を回復させるによい部は、目の周りと後頸部である。目の周りを指の腹で静かに圧迫する。蒸しタオル、水に浸したタオルなどを目にあてる。後頸部を両手でよく揉むなどがよい。

　第三に、頸、肩の運動をして頸から上の血液循環を良くする。

　第四に、特定の部の血液循環を良くしたり、疲労を回復したりするのにその部だけを対象にしてもなかなか目的を達せられないことが多い。そこで、ほんの数分間、全身を動かす運動を行っておいて、頸、目という順序がよい。

2-1　目の疲れと鍼灸治療

　近視に対して鍼を行った仕事がある。鍼治療により、目の遠近調節力が良くなり、視力も改善すると報告されている。

　鍼により近視の状態を一時的に改善することはできる。しかし、それがどの程度まで改善が可能か、その持続期間はどうかなど、今後の研究に待たねばならない。

基本的治療を行う。(基本的治療⑤)主訴に対する治療として、(基本的治療②)のときに合谷−孔最、あるいは三陰交−足三里に20分間の低周波治療。このときに眼窩の周囲にある経穴に置鍼する。(基本的治療③)のときに、天柱−風池の15分間の低周波治療を行う。低周波通電の時間を長くすることで効果が高まることが期待できる。

標治法の考え方としては、天柱、風池を治療点とする低周波鍼通電療法が効果的である。この治療を (基本的治療①) 浅刺・呼気時・坐位の刺鍼7呼吸回分に続いて行い、(基本的治療②) の治療に入るのもよい。天柱、風池は眼球にも影響を与える可能性が高いので、その刺激を先にしておくことによって、続いて行われる合谷−孔最の低周波治療による全身反応の効果が発揮されやすくなる。

そして目の周囲である。また、各治療を30分、1時間など、時間を長くすることで効果を期待できることがある。

本治法は、外関への**本治法−2**を行うが、基本的治療の (基本的治療②)、(基本的治療③)、(基本的治療④) を行うことはもちろんである。

3．めまい、耳鳴り

小脳障害、聴神経障害など、重大な疾患によって起きるめまい等、原因の究明がまず大切である。しかし、低血圧、疲れ等の日常的な不調から起きるめまいもあり、これらは十分鍼灸治療の対象である。メニエール症候群も治療の対象になることがある。それぞれのめまい発生原因に基づき、基本的治療法により治療を行える。

多くの耳鳴りは治療困難である。高血圧による急性の耳鳴りは、天柱、風池の低周波鍼通電療法が効果的である。1Hz、30分間行う。**本治法−2**を併用する。

4．精神不安（いらいら）、抑うつ状態（落ち込み）、不眠

　これらはうつ病の代表的症状である。今日、うつ病などの精神疾患が急増してきている。精神疾患については当然西洋医学の管理が必要である。うつ病というような精神疾患ではなくても、慢性疲労は精神的にいらいらさせ、不眠になり、仕事がうまく行かないと落ち込んでしまうことなど、誰しも経験のあるところであろう。このような状態こそ、鍼灸治療の最も適応とするところである。また、うつ病などのこのような症状は、西洋医学に併用して効果を期待できる。

4-1　治療のねらい

　精神的疲労に対する治療を中心に行う。

　基本的治療を行うが、（基本的治療⑤）主訴に対する治療としては、不眠には心窩部の巨闕と中脘の刺鍼。背部の膈兪－心兪の低周波鍼通電療法が効果的である。

　腹証の状態が病状の判断に役立つ。腹証の状態が良ければ一時的に症状が出ても改善しやすい。腹部の治療が大切である。

　安静時脈拍数の変化も大切であり、1分間60前後50台が望ましいが、脈拍数が安定しているときには、愁訴はあっても状態は良いと考えられる。

4-2　治療時の注意

　うつ病の患者などでは、訴えを聞いてあげることが大切である。治療者が忙しいような素振りを見せると、患者は話をしなくなり、治療が成立しなくなることがある。

5．神経痛

　腰痛、頸腕痛などの症状として見られることが多い。したがってそれらの治

療に準じて行う。
　基本的治療を行う。神経痛に対しては、神経幹に対する刺激が効果的なので神経幹をねらいやすい部に刺鍼し、低周波鍼通電療法を行う。

6. 自律神経失調と心身症、神経症

　近年非常に症例が多くなっている。

6-1　自律神経失調と心身症、神経症の診察

　自律神経機能検査など、血圧・脈拍・体温・体調やCMI検査などにより神経症傾向がどのように関わっているかを知ること。どのような臓器に関する訴えがあるかを把握する。
　圧痛・硬結・筋緊張の分布と、その性質が治療の大切な手がかりとなる。
　医学的に捉えどころのない疾患である。心身を総合して、全体的な治療を行う東洋医学が対応しやすい状態である。
　腹症は最も重要な意味をもつ所見である。
　医学的検査・管理の必要性の有無については、他の疾患でないことを確かめる意味で医学的検査が必要である。
　患者管理の問題点として種々の訴えが多いので病態をどのように整理して捉えるかが重要である。

6-2　自律神経失調症と心身症、神経症に対する治療

1)　治療の基本
　自律神経失調症、心身症、神経症、この3つの病態は必ずしもその違いが明らかでない。東洋医学的にはこのように分ける必要はない。症状の現れる場は同じである。症状を現す基にある病態が異なると考えられる。そのことは、病気の進行の状態の違いとも解釈できる。人体の各部に対する治療の仕方の違いとして整理できる。
　①神経症状：正常なときには異常はなく、ときどき異常な症状を現す。治療

は全身的立場から対処する。

②自律神経失調症症状：自律神経機能の異常による症状を現す。治療は、症状を現している臓器と関連の深い部に対する治療と、全身的な立場からの治療を行う。刺激に対する反応が過敏な場合には、全身的な立場からの治療のみの方がよい。

2) 本治法（全身的立場からの治療）

治療の最も基本的な目標は、体性神経、自律神経それぞれの機能の安定性を高めるところにおくべきであろう。

本治法－1、2が中心となる。

治療の基本は、胸腹部、頸、背腰部におく。

神経症傾向に対して、百会、顖会、膻中、巨闕、膈兪などのツボが用いられる。

基本的治療を基本に行うが、過緊張症状が強いときには Ⓜ6 を中心に20分間行い、続いて Ⓜ5 を10分間行う。機能低下気味のときには、Ⓜ5 を中心に前記と逆にする。

○ **併用する療法**

家庭でできる低周波通電療法も効果を期待できる。

○ **患者自身でできること、家庭でできること**

日常生活をどのように過ごすかが問題である。自ら解決しようとする気持ちを高める。

○ **患者管理の問題点**

患者管理については、社会的存在としての人間を最も総合的に捉え、考慮しなければならない点である。

○ **治療計画**

病状、治療効果、効果の持続期間、経済的問題、人間関係など種々の問題を総合的に判断し計画を立てる。

7．パーキンソン病

　基本的治療を行うが、パーキンソン病の症状に対しては、低周波鍼通電療法により、手のふるえ、歩行しにくさにある程度の効果を認められる。
　基本的治療②　腹部刺鍼のときに合谷－孔最、血海－梁丘、足三里－三陰交に20～30分間の低周波治療を行う。また、基本的治療③のときに腕神経叢根部、腰神経叢、坐骨神経叢の根部刺激を目的に、第5頸椎、第7頸椎の両側と第3腰椎、第5腰椎の両側に刺鍼し通電する。1Hz、15分間行う。
　治療の間隔は、1回／週で行う。治療の間隔は2週に1回以上に開いてしまうと治療効果が低くなるような手応えを感じている。
　注意点：治療により筋の緊張が改善し、歩行等が自然にできるようになってくる。しかし、筋の過緊張が補装具のような役目をしているようでもあり、その緊張が緩むことで、重心バランスが変わり、後ろに転倒しやすくなる傾向が観察される。患者には厳重に注意し、歩行の方向を変えるときなど、ゆっくり行うように指導する必要がある。

8．スモン

　スモンは、キノホルム剤の薬害として起こった神経疾患である。現在は、新しい患者の発生はないが、全国におよそ4,000人ほどの比較的高齢の患者がいる。
　主な症状は、下肢末端優位性の異常知覚、運動障害、下痢、便秘を主とした胃腸障害、視力障害等である（**表6**）。
　昭和53年（1978年）から、鍼灸、按摩マッサージ指圧治療費が政府により公費負担されている。特定疾患として治療が行われたケースなので参考に取り上げる。

8-1　治療の目的と意義

　締め付けられる感じ、ものが張り付いた感じ、引きつる感じ、ピリピリした

表6　異常知覚・不定愁訴評価基準

I　異常知覚
　A　レベル
　　1．腹腰部以下
　　2．骨盤・殿部以下
　　3．大腿部以下
　　4．下腿部以下
　　5．足部以下

　B　程度
　　1．常時しびれる
　　2．短時間の起立歩行により増強
　　3．長時間の起立歩行により増強
　　4．常時ではないが、気候・季節や寒冷の際現れる
　　5．ほとんどない

　C　優位障害面
　　1．内側面
　　2．外側面
　　3．前側面
　　4．後側面
　　5．足底面
　　6．なし

　D　内容
　　1．しめつけられる感じ
　　2．ものがはりついた感じ
　　3．ひきつる感じ
　　4．ピリピリした感じ
　　5．ジンジンした感じ
　　6．痛み
　　7．その他

II　不定愁訴
　1．腹部症状：①腹痛、②下痢、③便秘、④食欲不振、⑤膀胱障害
　2．神経症状：①不眠、②頭痛、③眼精疲労、④不安感、⑤憂うつ
　3．その他：①肩こり、②冷え

　評価基準
　　＋＋＋：とても気になって我慢できない
　　＋＋　：気になるが我慢できる
　　＋　　：あるがさほど気にならない
　　±　　：よくわからない
　　－　　：ない

　判定基準
　　有効：1段階以上の軽減
　　増悪：1段階以上の増強

感じ等として訴えられる下肢末端優位性の異常知覚が主たる治療対象である。これらの異常知覚に対し現在決め手となる治療法がなく、鍼灸、マッサージなどがそれを治癒させるものではないが、ある程度の改善が期待できることと、治療を継続することによって良い状態を維持できる。

　胃腸障害、冷えなどの自律神経症状が多く、これらに対してもある程度の効果が確認されており、全身状態を整えるためにも意義がある。

8-2　鍼灸治療の実際

　運動障害が比較的軽く、独歩や通院が可能で、日常生活動作は多少の不自由があっても何とか実行できる程度であるスモン患者に対しては、鍼灸治療により、自覚症状、特に消化器症状を軽減し、腰や下肢の冷えなどを主訴とした自律神経症状を緩解することができる。また、末端優位性の異常知覚に対しては、全治にいたるまでの効果は得ることはできなかったが、異常知覚のレベル・程度・内容について図4に示すようにある程度の軽減を認めた。

　鍼灸治療の効果が、自覚症状や精神症状のみならず、自律神経症状にも影響

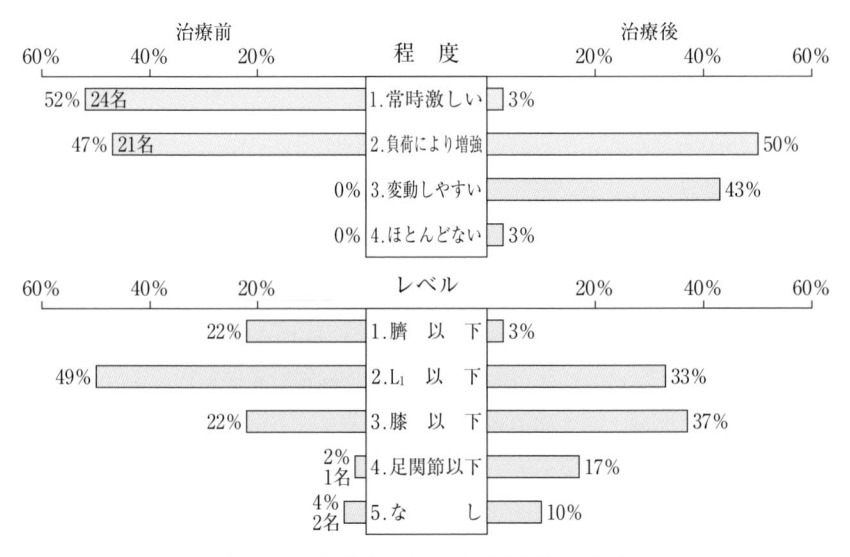

図4　治療前後における知覚障害の状況

を与えることは、その後、スモン患者に対して引き続き行われている自律神経系や循環器系に対する鍼灸の効果についての研究によっても明らかになってきている。

　鍼灸治療は、単に局所症状の改善にとどまらず、全身的な状態の変化を引き起こし、体調や元気あるいは気力などのレベルを向上させる。慢性的な疾患においては、全身状態の改善が疾患固有症状の改善を促す部分が大きい。固有症状に対する直接的な治療法ではないが、全身状態の改善から固有症状の軽減を図ることは、慢性的疾患を対象としたときには忘れてはならないことである。

8-3　低周波鍼通電療法を主とした鍼治療法（標治法）

　スモンの症状は、慢性化・長期化し、しかもその程度は厳しいものが多い。また、スモン患者のなかには、すでに伝統的な鍼治療を受けた経験があるが、効果の認められなかったケースもあった。

1)　鍼・鍼麻酔方式

　スモン研究班における鍼治療研究では、当時、中国から発表されたハリ麻酔による方法を応用した鍼・鍼麻酔方式を中心として用いた。

　低周波通電を用いるハリ麻酔の方式は、痛覚閾値を高める効果があることは確かめられていた。そのことから、知覚系に対して何らかの効果を期待できるのではないかと考えられ、痛みの治療法として世界的に応用され始めた。この方法は、痛覚閾値が上昇するばかりでなく、全身的な自律神経反応が起こることも観察されており、知覚障害とともに全身状態の改善を目的とするスモンに対する治療法として多くの利点をもっている。すなわち、種々の治療に反応しにくく、神経系の器質的障害をもち体力が低下した人の多いスモン患者に対し、刺激効果を高めやすいという点と、治療法を一般化・共通化しやすいという点などである。したがって、低周波鍼通電療法をスモン患者の治療の中心とし、さらに、下肢の冷えの訴えのある患者が多かったことから、赤外線照射、ホットパック等の温熱療法を治療の前処置として適宜加えるとよい。

　低周波鍼通電療法は、上記のように治療法として数々の利点をもっている。

しかし、気管支喘息、片頭痛の患者などでは、臥位で行うと、ときに発作の誘発を起こすトリガーになるなどの問題点もある。また、患者個々人の体質や病態に応じた細かな配慮は難しい。そういう点では、決して万能の治療法ではないが、刺激量の微妙な調節を必要とする状態を除いては広く活用でき、一定の治療効果も期待でき、かつ初心者でも標準的に使用可能な治療法としての意義は高い。

2) 鍼治療の目標

第一に患者の愁訴の改善である。

3) 治療方法

しびれの程度やレベルにより、また、デルマトームとの対応や東洋医学的な視点による臓腑経絡系などの理論を考慮して標準化するために、8パターンを決定し、症状に合わせて治療部位を選んだ（図5）。

電極としての使用鍼の長さは、それぞれの刺激部位において筋肉に到達するだけの長さが必要である。また、太さは、鍼が細くなるほど通電時の痛みが出やすくなり、鍼が太くなるほど使用しにくくなる。臨床的には、3番、20号鍼を用いればよい。

刺入の深さは、通常2〜3 cmであるが、それぞれの部においてねらいとしたところまで刺入するのが原則である。目安は軽い電撃様の感覚が生じる辺りであるが、その位置は筋膜から筋層内に鍼が侵入する深さである。通電により筋収縮が起きる深さまで刺入する。このことは、鍼治療効果と密接な関係がある。

電流の強さは、筋に軽い収縮が起きる程度が必要である。

刺激頻度は、1秒間に1回前後（1 Hz）を標準とする。

1 Hz前後の低周波鍼通電療法の効果は、全身的な反応が中心である。また、100 Hz以上の刺激では、鍼の局所的な反応が期待できる。したがって、機能的障害は1 Hz前後の刺激による全身的反応により改善が期待できるが、器質的障害で回復可能な病変に対しては、局所的反応の期待できる100 Hz以上の刺激が適当であろう。100 Hz通電の場合は、筋に収縮をつくらず、患者の心地よさ

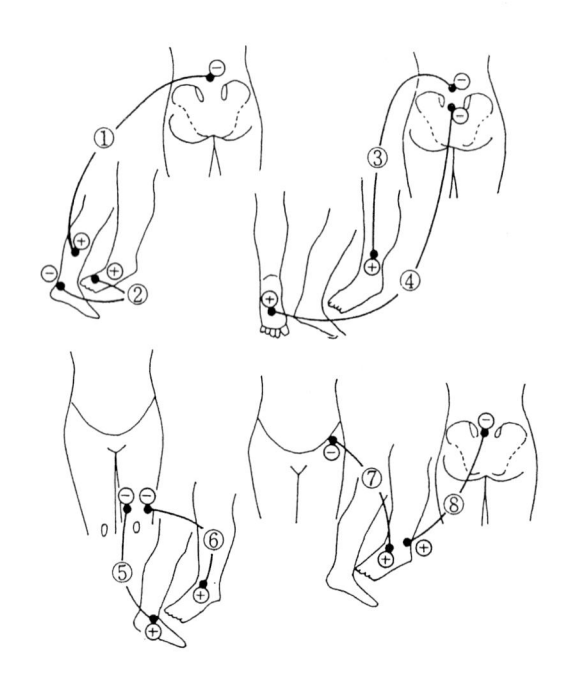

通電パターン刺鍼部位	
パターン	部　　位
①	大腸兪⊖-⊕三陰交
②	太　渓⊖-⊕太　衝
③	大腸兪⊖-⊕懸　鍾
④	関元兪⊖-⊕湧　泉
⑤	血　海⊖-⊕商　丘
⑥	梁　丘⊖-⊕解　渓
⑦	居　髎⊖-⊕丘　墟
⑧	膀胱兪⊖-⊕崑　崙

図5　通電パターン刺鍼部位

を指標とする。

4) 本治法－1、2

スモン患者に対する鍼灸治療については、異常知覚に対する治療が中心であった初期の頃から、消化器症状や泌尿器症状、あるいは全身状態に対する治療効果が確認されていた。下肢の異常知覚を対象とした治療をしていても、足のだるさ、食欲不振、下痢、便秘、疲れやすさや全身疲労などの、不定愁訴や体調などの諸症状の改善も同時に見られた。これは、低周波鍼通電療法の全身に対する効果の具体的な現れであるといえる。特に、1Hzで30分以上の通電を行った結果、全身的な変化が起きたと考えられる。

東洋医学における全体療法は、特に臓腑－経絡の概念を応用して行われる治療法が特徴的である。たとえ局所へのパルス治療の結果、全身的な症状緩解が起きたとしても、全身の状態に対する療法を並行して行うことが肝要である。

この治療が行われていた頃には、**本治法－2**がまだ存在しなかった。併用できておれば治療成果はもう少し良いものになったことも考えられる。

○ **併用する療法**
　異常知覚に対して温熱療法や低周波療法（皮膚表面電極の家庭で用いられるもの）なども効果を期待できる。

○ **患者自身でできること、家庭でできること**
　病気を自己管理する気持ちを育てることが大切である。

○ **患者管理の問題点**
　薬害として起こったところから、医療に対する不信感が生じやすい。患者に対する暖かい思いやりが大切である。

○ **医学的管理の必要性**
　医学的管理の下に行われることが必要である。

○ **計画**
　公費負担は、月に7回を限度として行われる。これらの条件を考慮し、各患者の示す状態、効果の持続期間等を検討し治療計画を立てる。

9．脳血管障害

　基本的治療を行う。（基本的治療②）腹部刺鍼のときに、合谷－孔最を左右と麻痺側下肢に低周波治療を20分間行う。

　浅刺・呼気時・坐位の刺鍼を行うときは健側で行う。知覚の正常なところから入力し、生体が本来もっている治す力を高める。

―第6節　皮膚の訴え―

1．皮膚と鍼灸治療

　皮膚は鍼灸治療の場である。機能的には副交感神経機能に変化を与える刺激受容の場である。不快ではない軽微な皮膚への刺激が副交感神経機能を高め良好な体調を維持する役割を果たしているものと考えられる。皮膚への良好な刺激、皮膚の良好な状態維持こそは生体を健康な状態に保つために基本的なことかもしれない。

　自然界からの皮膚への適度な刺激が副交感神経機能を良好に保つ仕組みとして存在していた。皮膚への環境条件が悪化することは、この仕組みに破綻をきたすことを意味するものかもしれない。

　鍼灸治療により皮膚機能が高まる。今まで汗などかかなかったのに汗をかくようになりましたという話を患者からよく伺う。

　身体を覆うバリアを活動的な状態に保つことに私達はもっと関心をもたなければならないのではないか。

　皮膚に対する対策は下記の3つである。

　①適度な刺激
　②清潔保持

③適度な保湿
皮膚の種々のトラブルに対する基本的なことである。

2．アトピー性皮膚炎（痒み、皮膚のざらつき）

アトピー性の皮膚炎など、皮膚のざらつきはよく遭遇する所見である。特に近年は多くなっている。

2-1　治療

基本的治療を行うが、(基本的治療⑤) 主訴に対する治療は、合谷－孔最20〜30分間の低周波鍼通電療法を行う。かさかさタイプには臥位（M6）で行い、じくじくタイプには長坐位（M5）で行う。臥位を中心として20ないし30分間行い、続いて10分間の長坐位を行うとさらに効果的である。長坐位を中心に行うじくじくタイプは、続けて臥位を10分間行う。

―第7節　全身的一般症状―

1．冷え

足や腰が冷えるという訴えをよく聞く。九嶋勝司、斉藤忠朝の調査*では、1,042人の婦人のうち658人、54.5％に冷えの訴え、いわゆる冷え症があったという。冷え症は女性ばかりでなく男性にもある。しかし、どういうわけか、外国にはあまりなく、日本人に多いといわれてきた。原因は明らかでないが、食事のことなどが指摘されている。
　冷えを訴える部位では、腰、足が圧倒的に多いが、手も冷えるという場合も

---

*　九嶋勝司：所謂「冷え性」について．産婦人科の実際，**5**(10)，1958．

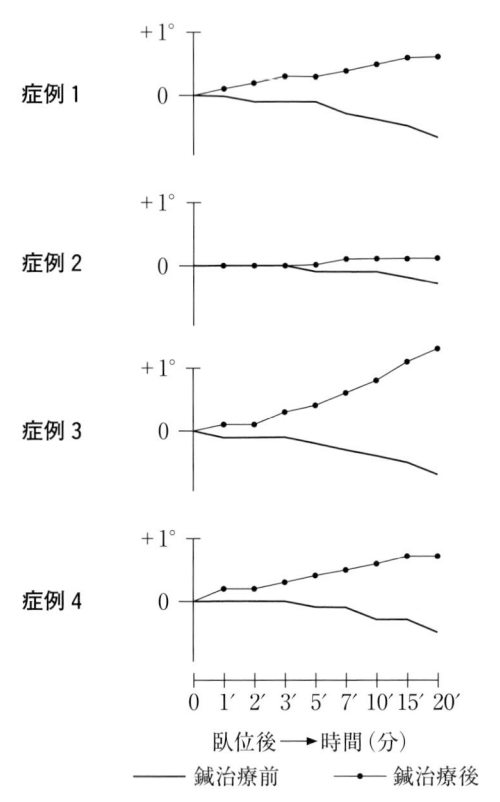

図6 体位変換（立位→臥位）による冷え性患者の足部深部温変化の4症例

　少なくない。年齢的には、思春期、更年期に多いようである。外気温の低い冬、秋に冷えるという人が多いが、1年を通じていつでも冷えるという人もいる。冷え症の本態については必ずしも明らかではないが、自律神経失調症状の1つとして出現する。またアレルギー疾患であるとの指摘もある。
　著者らは、健康成人女子とスモン患者とについて冷えの調査をした。スモン患者は、全員が冷えを訴えているが、温度では健康な女子との間に区別はない。つまり、温度は低くても特別に冷えを訴えない人も多いのである。
　冷えを訴える人は靴下など着衣の数も多いようである。また訴えとして、足が冷たくて寝つけないという人も多い。冷えを訴えない人は、横になると数分

で足の温度が上昇してくる。しかし、冷えを訴える人は横になっても足の温度が上昇してこない。図6は4例の冷えを訴える患者の3週間の鍼治療前後で足の温度反応を検査したものであるが、治療前には横になると足の温度がむしろ低下してしまう傾向がみられる。ところが、治療後にはいずれも温度上昇がみられるようになっている。もちろん冷えの訴えも改善されている。

横になると足の温度が上昇するという現象は、立位のときには、重力の作用で血液が足の方に下りやすいので、下肢の血管は強く緊張してこれを防ごうとしている。しかし、横になると、下肢は心臓と同じ高さになるので静水力学的圧力が除かれるため、血管は強く緊張する必要がなく血液が流れやすくなるのである。それでは次にこのような冷えが、なぜ生ずるのかを考えてみよう。

1-1 どうして冷えるのか

冷えの本態はむずかしい問題であるが、どんなときに冷えるかを列記してみる。
①栄養の摂取量が少ない
②内臓(特に骨盤内、腹腔内など)に何かの異常があって内臓-皮膚反射として生ずる。
③神経や血管の圧迫
④自律神経失調の1つの症状
⑤その他疾患の症状

1) 栄養の摂取量が少ないための冷え

栄養の摂取量が少ないことによって生ずるものは意外に多い。特に関節リウマチなど、長期、慢性的疾患に伴う冷えは、食事量が少ないという要素を含んでいる場合が多い。

普通、健康な成人は1日に2,000～3,000kcalの栄養を摂取しているが、これらは体内で異化機転によって熱エネルギー、運動エネルギーなどとして消費される。大半が熱エネルギーになるわけであるが、体内で生じた熱は、必ず体外に放散される。もし放散されないときには、体内に熱が蓄積されてしまうこと

になり、発熱ということになる。日射病などでは、体外からも太陽熱が与えられるため、熱の放散とのバランスがとれず、体内に熱が多くなりすぎて生ずる。

　熱の放散は、そのおよそ90％は皮膚から行われる。残りは呼吸気、大・小便などである。皮膚からの熱の放散量を決定するのは、皮膚の温度と外気温との差である。温度差が大きければ多くの熱が放散され、温度差が小さければ熱の放散は少ない。皮膚の温度を決めるのは皮膚の血液循環である。皮膚は、皮膚自身の代謝のために必要な血液量の数倍の血液を循環させる機能を有している。皮膚は人体における熱の冷却器官なのである。皮膚血管を拡張させ、多くの血液を流して皮膚温を高くしてもなお熱の放散量がたりないと、温熱性発汗を生じて水分の蒸発によって熱の放散量を多くする。逆に、皮膚血管を十分に収縮しても熱の放散の方が多いときは、ふるえなどによって熱の発生を多くする。

　したがって、食事量の少ない人は熱の発生が少ないので、熱の放散を少なくするために皮膚温をできるだけ低くし、外気温との差を小さくしておかなければならない。そのために着衣も多くして、体表と外気温との温度勾配をできるだけ小さくしようとするのである。このような状態にあるから、食事量の少ない状態で冷えだけを改善しようとしても、もし改善したとしたら放熱量を多くし過ぎてしまうことにもなり、一層体を冷やして風邪をひかせることにもなる。一定の皮膚温を保持しても大丈夫なだけの栄養の摂取が第一である。そのために、おいしく食事ができるような対策がまず必要となる。

2）　内臓－皮膚反射としての冷え

　どこか内臓に異常があると体表に痛み、冷え、発汗異常などの現象が生ずる。
　図7は、下痢をしている患者の腹部の冷えを示すサーモグラム(thermogram)である。腹部全体の温度が低下していることがわかる。お腹が冷えて下痢をする。また、下痢をしてお腹が冷えるなどは経験している人も多いことと思う。このような現象がどのようにして生ずるかを考えよう。
　脊髄レベルにおける神経機構を考えると、腸に下痢などの異常があると、それが内臓に分布している知覚神経である内臓性求心路を介して脊髄に伝えら

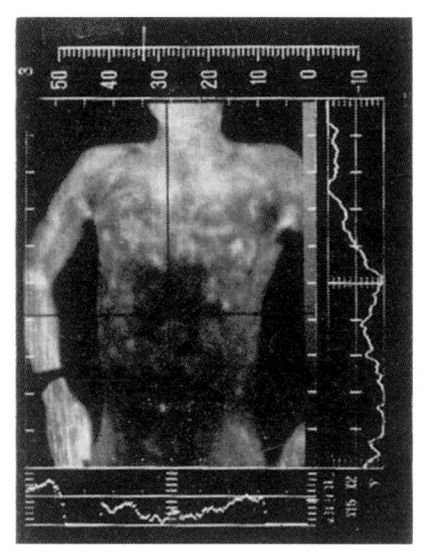

症例　K.N.　♂　29歳
図7　下痢患者のサーモグラム

れ、脊髄で皮膚血管へ分布する血管運動神経に伝えられ、皮膚血管が収縮して冷えを生ずる。また同様に、腹壁の筋に分布する運動神経に伝えられ、腹壁の筋が緊張して固くなったりする。肩こりなどの「こり」現象のかなりのものは、このようなメカニズムによって生ずる。また、皮膚の立毛筋や汗腺などにも、血管と同様の神経支配があり、これらのものにも血管のような反射が生ずる。

　このような神経の機構によって、内臓にどこか異常があると「こり」「冷え」「ほてり」「皮膚のザラツキ」「発汗異常」などが生ずる。しかし、日常経験することとして、「こり」などとともに皮膚が「ちかちか」するなどの痛みを経験している人は多いと思う。このような皮膚の知覚の異常なども含めて、著者らは体表症候群と呼んでいる。皮膚知覚の異常について次に考えよう。

3) 連関痛としての皮膚の痛み

　腸に分布している内臓性求心路（知覚神経線維）と皮膚からの求心路（知覚神経線維）はともに後根を通り、脊髄に入って第2ニューロンにシナプス（次の神経線維への連絡）するが、同一の神経にシナプスする。つまり、第2ニュ

ーロンでは内臓からの知覚も皮膚からの知覚も同一の神経線維を通るのである。

　一方、温、冷、痛などの感覚には、投射性という性質がある。つまり、感覚は大脳皮質の知覚領において生ずる現象であるが、その刺激を受け取った部位に投射（投げ返す）するのである。そのために、刺激を受けた部位にそれぞれ痛みなどを感ずるのである。事故などで足を失った人がないはずの足が痛む、幻肢痛という現象があるが、これは、切断された部で足の皮膚に分布していた知覚神経が刺激を受けて生ずる感覚である。

　このような感覚の投射性によって、投射されるときに本来、腸から刺激が伝えられるわけであるが、第2ニューロン以上が共通の経路であるため、皮膚からの求心路にも投射される。このため、皮膚には異常がないのに、ぴりぴり、ちかちかなどの知覚過敏が生ずるのである。圧迫したときに痛いという圧痛も同様の機構によって生ずる。

4）　神経や血管の圧迫による冷え

　頸腕症候群、腰痛などのときには多く冷えを伴う。腰痛の患者などでは、入浴しても腰がすかすかして温まらないなどといわれる。入浴の温水刺激によって健康な部は血管が拡張して温まるが、腰は血管が収縮しようという状態にあるため温まらないのである。そこで、このようなときにはあらかじめ腰だけを、温熱刺激やマッサージ、鍼などをして血管が拡張しやすい状態にして入浴するとよい。

　頸腕症候群や腰痛などのときに生ずる冷えは、血管が直接に筋肉の収縮によって圧迫を受けたり、神経が圧迫を受けてその神経によって支配されている血管が収縮して冷えを起こしたりするものである。

5）　自律神経失調症としての冷え

　自律神経には、交感神経系と副交感神経系とがある。この両方の神経系がともにほど良い緊張度を保って人体の自律神経機能を保持している。この神経系の緊張の度合いや、動揺性に変化の生じた状態を自律神経失調と呼んでもよい

であろう。血管は自律神経によって支配されているため、自律神経の機能に異常が生ずると当然のことながら血管の運動に変化が起こり、冷えやほてりなどを生ずる。特に、下肢に起きる冷えの多くは、下肢の血管の緊張が解けないという状況で起きる。更年期障害の冷えやほてりも、自律神経関与の現象として生ずるものが多い。

1-2　鍼、灸（物理療法）の効くわけ

　鍼灸の効果はどのようにして生ずるのかは、全部はわかっていない。むしろいまだ不明の点の方が多いとも思われる。しかし、先に体表にどのようにして冷えや痛みが生ずるかを見てきたように、体壁に加えられる物理刺激がどのようにして体のいろいろな部に伝達されるかを見よう。

1）　皮膚－内臓反射など

　皮膚に加えられる刺激は体性求心路を介して脊髄に入り、内臓に分布する自律性遠心路（内臓の運動や腺の分泌を行う）に連絡し、内臓に作用を及ぼす。これは、皮膚に加えられる刺激が内臓に確かに伝えられる神経経路が有することを示すものであり、好ましい刺激が与えられれば内臓を良い状態にするであろうし、好ましくない刺激が与えられれば当然内臓に対して悪い影響を与えるものである。

　このような皮膚と内臓を連絡する神経経路と同様のものが、血管、汗腺、筋など多くのものに存在する。これらの経路によって、人体のいろいろな部に作用を及ぼすことができる。リウマチの患者は、雨が降りそうになると関節が痛みだし雨を予測することができることは、多くの人が体験し、また耳にするところである。これは気象条件の変化が関節に影響して痛みを生じさせているためであり、気象条件の変化という物理刺激がリウマチの患者にとっては好ましくない状況をつくりだしているわけである。

　このように、皮膚への刺激が何でも治療的に好ましい作用を与えるとは限らない。では、どのようにして刺激が治療として効果ある結果になるのか。

2) 恒常性保持機能による回復への方向性

　人体には、体の状態を一定の状況に保持しようとする恒常性保持機能という働きがある。体温が37℃程度に保たれているのはその代表的なものである。この恒常性という制御機構によって、神経性、体液性の複雑な調節がなされているのが生命現象である。神経性、体液性調節機構のどこかに一部ひずみが生じてうまく調節が行われないような場合に、体壁への物理刺激によってひずみを除去したり、刺激によって強く動揺させてやったりすると、多くの場合は恒常性保持機能によって好ましい状態（回復への方向）に制御されていくものと考えている。

　風邪をひいたときには入浴するなという。実際に、入浴すると発熱したり、せっかく回復しかけていたのにまた悪くしたりしてしまうのは誰しも身近な経験である。入浴は、代表的な全身療法である。入浴は血液循環を良くし、新陳代謝をさかんにする最も一般的な物理療法であるが、風邪のときには、恒常性保持機能に一部支障を生じているため、物理刺激によって生じた生体の反応を好ましい状態に制御できない状況にあると考えられる。したがって、健康なときには、疲労の回復にきわめて良好に作用する入浴が、風邪をひいている人にはむしろ害となってしまうものである。

　このように、恒常性保持機能がうまく作用している状況では、一般に治療的な多くの物理的刺激は人体にとって好ましい方向の生体反応を生じさせる結果となることを期待できる。そして、恒常性保持機能に一部支障を生じているような状況に対しては（安静を第一とするような状態）、専門性の高い治療技術が要求されることになる。このような高い専門性を必要とするものについて、鍼灸に関する古典では、人体を多くの状態に分け、それらに対して種々の補瀉の手法として鍼が行われていたようである。古典のこのような人体についての経験的把握法が、現代の科学的方法によって十分に整理がなされていないので明らかでないが、著者のいう**本治法－2**は、経験医術としての補法を科学的に明らかにしたものである。今後、さらに研究が進められねばならない重要な部分である。このような点が解決されてはじめて鍼治療が、人体の恒常性保持機能による制御とは別の、鍼自身によって病的状態からの回復を指向した生体反

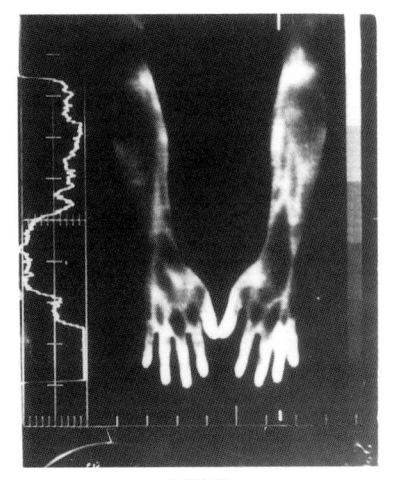

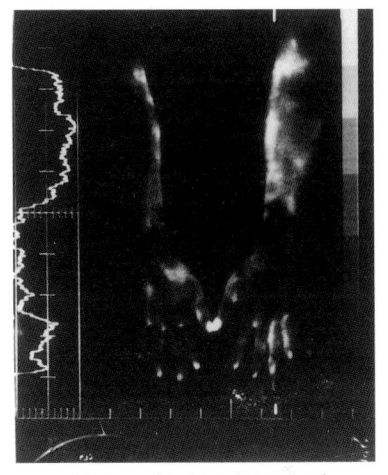

刺激前　　　　　　　　刺激直後（皮膚温が低下する）
図8　合谷への刺鍼によるサーモグラムの反応

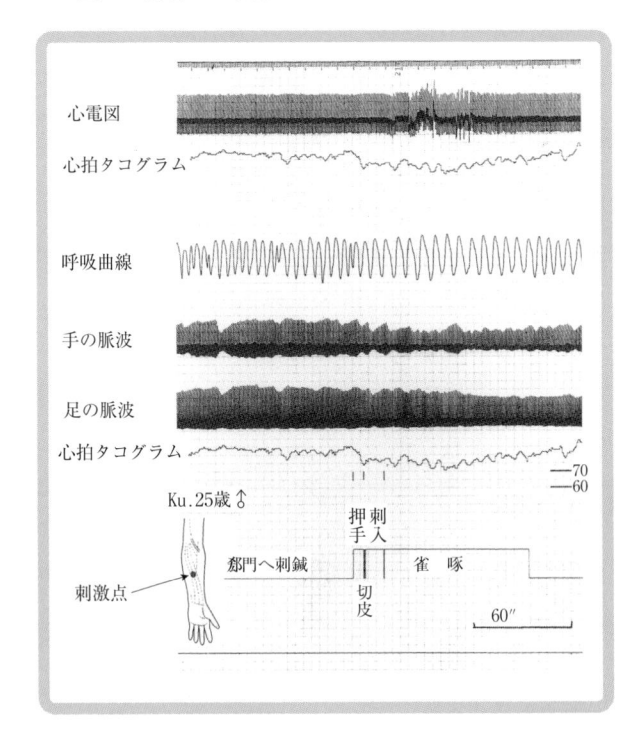

図9　刺鍼時の反応、ポリグラフ原図

応を誘起することが可能となる。

　しかし、経験の深い鍼灸師は、個々に好ましい生体反応を誘起する術を体得し、言葉として表現しにくいながらも、実際の治療に応用している可能性はあるものと思う。著者の**本治法−2**は、このような問題に対する１つの解決の糸口を与えたものである。

3）鍼灸刺激は広範で複雑な生体反応を起こす

　脊髄レベルの神経機構で説明できるのは、内臓とその近くの皮膚との関係である。しかし、人体では実際に複雑な反応が生じているし物理刺激によっても生ずる。**図8**は、両手のサーモグラムであるが、片手の手背に鍼をしても両手に同様の反応が生ずる。

　図9は、鍼刺激による心拍数が減少するという現象を示したものである。しかし、このような心臓への作用は、全身のいろいろな部で生ずる。このことは、物理刺激による生体反応が決して脊髄レベルの神経機構のみによるものではなく、神経系全体として極めて複雑な連絡路をつくっていることを示すものであるが、現在でも延髄から上位のことは十分明らかにはしにくい。まず、どのような現象が生ずるかを整理する必要がある。

　このような複雑な神経経路の存在のなかに、古来の経絡の存在の可能性も存するものと考える。

　鍼灸がなぜ効くかということは、決して神経機構だけではない。しかし、鍼灸刺激のほとんどは神経系に入力される。免疫機能に対する作用なども神経を介して生ずるものと考える。

1-3　冷えへの対策

　冷えは、日常的に起こる代表的な訴えである。血液の流れという種々の影響を受けやすい現象に支配されているためであろう。

1）胃腸の調子を良くする

　やせ型で体力のないタイプの人の冷えは、まず胃腸の調子を良くすることが

第一である。健康の秘訣は、快食・快眠・快便であるといわれるが、まずよく眠ることである。しかし、疲れ過ぎたり、肩がこったりしたままでは、睡眠しても疲れが十分に回復しないことが多い。7～8時間もの睡眠時間をもつわけであるから、それが十分有効に生かされ、疲労が回復されるには体のすみずみまで血液がよく流れるようにして睡眠することである。そして体のどこにも疲労が残らないような睡眠をすると、翌朝さわやかに目覚めを迎えられ、朝食もおいしく食べられる。また、冷えやすい人は目を覚まし、布団から出たら、その場でいったん裸になり、皮膚を外気にあてて皮膚血管を刺激し、活動の態勢を体に早くつくりあげるようにした方がよい。次に、日常生活ではできるだけ活動的に体を努力して動かすことである。最初は疲れるかもしれないが、そのことがエネルギー消費を大きくして食欲を増し、熱の発生を多くすることになる。具体的には、歩くときに早足でせっせと歩くことである。

1-4　治療の実際

　鍼灸刺激は、筋と血管への作用が二大効果である。したがって、現象的には血液循環の問題として生ずる冷えは鍼灸が最も適応とするところであろう。実際に、鍼灸の治療によって冷えはよく改善する。2、3週間の治療で軽快するものが多い。

　神経障害によって下肢に強いしびれ感を訴えるスモン患者は、ほとんど100％に強い冷えを訴えるが、この冷えに対しても鍼灸治療で相当の効果をあげることができる。しかし、神経障害など器質的障害を伴う場合は、数回の治療で治ってしまうのではなく、可能な範囲で良い状態が保持されるということであり、良い状態を保つための治療（維持療法）が継続的に必要なことが多い。

　必要なだけの熱エネルギーがある場合に血液分布の異常が生ずるのは、血管を圧迫などによって流れにくくしているか、血管を支配する自律神経に何か障害があるからである。これらを診査し、状況を把握して具体的な治療の方法を考える。

　血液循環を良くするには、まず排水としての静脈、リンパの流れを考える。静脈は特に圧迫を受けやすいので、心臓に還流するまでの経路に障害となるも

のがないかを考える。下肢では、膝関節、股関節周辺、そして大切なのが肝臓であろう。仰臥位で足を10cmほど高くあげてやることは、下肢の静脈の流れを良くするとともに心臓より高い位置におくと動脈の血管運動がさかんになる効果があり、下肢の冷え治療には良い方法である。

　標治法としての治療の部位は、まず冷える部、次に動・静脈系における圧迫などの血流障害の除去、そして支配神経への対策となる。血液循環を良くすることは、組織、細胞を良い環境に置いてやることになる。健康保持に何よりも大切な、最も基本的なことであろう。

　本治法－1として、胃腸の調子を整えるなどが中心となる。そして虚証傾向の強い人が多いので、当然**本治法－2**が必要である。

　鍼灸、手技ともに効果を期待できる。

2．疲労と倦怠

　活動と休息のリズムを保つことが正常な生命活動を維持する上で最も大切なことである。活動により疲労が起きる。疲れをどのように回復できるかが、快適な日常生活を送れるかの大切な要件である。疲れの回復の仕方も、年齢、季節、疲労の度合いなどによってそれぞれ異なる。疲れの状況に応じて適切な治療を行う。

2-1　疲れの診察

1）　疲れの部位の診察
①筋疲労の部位
②筋以外の軟部組織の疲労部位

　疲れの部位の診察では、治療対象者が自覚しやすいものと自覚しにくいものとがある。筋疲労においても、上肢、下肢の筋疲労は比較的訴えられやすいが、背部の筋疲労は痛みを伴うようにならないと訴えられないことが多い。また、筋以外の軟部組織も当然疲労することであり、筋の疲労とは別に考慮しなければならない。

筋以外の軟部組織の疲労は、末梢循環機能の低下として、浮腫の程度を指標として診察する。

2) 疲れの状態と原因
疲れには、精神的疲労と身体的疲労がある。疲労を起こした原因がどのような状況であったかを問い、判断する。

3) 圧痛、硬結、筋緊張の診察
①圧通の診察
中指、示指あるいは母指を用い適度な強さで圧痛の診察を行う。特に、背部、腹部の診察は、どのような疲労の場合においても大切である。
②硬結の診察
圧痛と同様、病状把握の指標、治療法の決定に大切な指標である。皮下の浅いところにあるもの、筋膜、筋層にあるものなど多種である。できるだけ多くのものを捉えられることが望ましい。
③筋緊張の診察
骨格筋は、活動しないときは柔らかくなるものである。そこで、骨格筋が活動しなくてもよい状態にしたとき、なおかつ緊張が解けない筋は、緊張を解いてもよいのに緊張を解けない状態に陥っている筋として、異常な状態にあるものと考えられる。骨格筋をその緊張から解放するのは、重力から解放することであり、横に寝かせて診察する。

4) 圧痛、硬結、筋緊張の分布と性質
①圧痛、硬結、筋緊張の分布：関連痛、経絡などの分布を手がかりとして診察する。
②圧痛、硬結、筋緊張の性質：圧痛による痛みは、押して心地よいものは慢性的なもの（虚痛）、不快なものは急性的なもの（実痛）である。硬結、筋緊張も、心地よい痛みを伴うか痛みがないかのときは慢性的なもの、不快な痛みを伴うときは急性的もしくは炎症性のものである。

分布の部位、性質から疲れの原因、状況、治療法考察の情報を得る。

5) 自律神経機能状態：体温、血圧、脈拍、体調など
①体温：発熱しているときには、単純な疲労以外の何かがあると考える。
②血圧：血圧が高いか、普通か、低いかということは、治療法に関わる問題でもある。
③脈拍：脈拍数が普通より多いのは（60前後50台が望ましい）、体力が弱っているか、発熱しているかなどの問題がある。
④体調：体調を知ることは大切なことである。朝、目覚めたときに気持ち良く起きられたかどうかがよい指標となる。これらのものは、体の状態を知る上で大切な指標であるとともに、簡便に得ることのできるものである。十分に参考にしたい。

6) 医学的管理の必要性
①精神的、身体的一過性の疲労。
②疲労を起こす一過性の原因以外に、疲労を生じやすい身体的状況が疑われる疲労。

疲労の訴え、他の自覚的症状、他覚的所見、疲労の経過などから判断し、②の状態が疑われるときは、速やかに医師の診察を受けるよう勧める。

2-2　身体的疲労に対する治療

身体的疲労は、身体的活動により生ずると考えられる。しかし、日常生活においては、身体的疲労と精神的疲労が混在しているのが普通である。したがって、身体的疲労と考えられる部分に対する考え方として学ぶ。
鍼灸が、治療対象として遭遇するであろう最も多いケースである。
治療の基本は、もちろん基本的治療である。考え方のポイントを示す。

1) 身体的疲労の部位
・治療対象者の訴えにより知ることのできる疲労部位

いろいろな作業によって起きる疲労である。作業の違いによって疲労する部位も異なる。肩、腰は、上肢、下肢を活動させる基になる部分であるので、一般的に最も疲労しやすい部位である。
・治療対象者が明確に訴えにくい疲労部位
浮腫状の指標を診査する。

2) 筋緊張を緩和する治療
筋は、疲労すると収縮状態になり長さが短くなる。このため硬くなる。
標治法は、ほとんどは疲労して硬くなっている筋に直接刺鍼する。
鍼では、筋中まで刺鍼し（M2）、雀啄（M3）、置鍼法を用いるのがよい。

3) 血液などの循環を良くする治療
血液を中心とした体液の循環を良くすることは、治療の最も基本的な、また重要な治療効果である。
・静脈血の還流を良くする。
・リンパの流れを良くする。
軽擦法を主として、求心性に体液を押し流すように治療する。血管、リンパ管を圧迫するような、中枢側の筋の過緊張などの硬い物などがあると循環の障害になるのでそれらを刺鍼し取り除くように行う。
・末梢動脈血の流れを良くする。
動脈血の流れは、心臓のポンプ作用によって行われるが、末梢動脈管の収縮性を整え、血管反射による反応を機能的にするよう行うことも大切である。
末梢動脈は、血管運動神経の働きによって良く活動するので、反射を活用して末梢循環の調節を行う。上肢、下肢は、水平位よりも末梢側を高くあげると血管運動活動がさかんになる。
標治法は、体液の流れを阻害しそうなものを取り除く。流れの先方から治療する。

4) 神経・筋の協調性を整える治療

運動は多くの筋の協力により行われている。これらの多くの筋が、時間的な遅滞なく反応することによって、日常的な活動が行われている。しかし、筋の反応の仕方に時間的なズレが少しでも起きると、特定の筋に何倍、何十倍の負担が瞬間的にかかることになり、当然障害をおこす危険がある。ぎっくり腰などや多くのスポーツ障害はこのようにして生ずるものと思われる。姿勢反射、共同運動などを活用し、低周波鍼通電療法を治療の中心として行う。

5) 本治法－2

本治法－2が大切。疲労の回復能力を高めるために治療の中心となる。

○ 併用する療法
　温熱、電気、機械的療法などを併用し、可能な限り効果的な治療を行う。

○ 患者管理の問題点
　・感受性の高い過敏な人
　・風邪の引きかけなどのように、病的に反応性が高まっている状態。
　・高血圧など慢性疾患のある人
　・感染性の問題のある人
　・何か急性疾患を疑わせる症状のある人
　などについての注意が必要である。

○ 日常生活における疲れの予防
　・作業の連続を断ち切る。
　・適度な運動
　・疲れを改善しやすい状態を整えた睡眠をとる。
　・バランスの良い食事
　・気分転換
　これらのことについて注意する。

○ 治療計画
　身体的疲労の状態により、次回以降の治療計画を立てる。その際、治療効果

を最優先しながらも、経済的・時間的条件などを考慮し、家庭でできる療法との組み合わせ等を考え治療計画を決める。

○ 医学的検査の依頼の必要性の有無
　何か急性疾患を疑わせたり、慢性疾患で早期の対応が望ましい場合などが考えられるときは、医学的検査を治療対象者に勧める。

2-3　精神的疲労に対する治療

ストレス社会といわれる今日、精神的疲労は、誰しも逃れることのできないものであろう。ノイローゼがその延長線上にある疾患である。

1)　治療部位
精神的疲労時に圧痛、硬結などの所見が共通に出やすい部が標治法の基本的な治療部位となる。主なところは、以下のとおりである。
①頭部：正中線を中心とした部
②頸部：後頸部、側頸部
③背部：肩甲間部
④胸腹部：胸骨部、心窩部などである。

これらの部位は、圧痛、硬結などの所見が出現する部位として、不眠などの精神的症状を示す患者で治療に用いられる。個々の症例が示す症状に対してもそれぞれ対応した治療をする。

本治法－1、2は、身体的疲労と同様に行う。

2)　治療方法
精神的ストレスから解放されるきっかけをつかむことができるよう、環境要因すべてに配慮した治療が必要である。

3)　精神的疲労による身体的症状に対する治療
病は気からといわれるように、精神的疲労によって多くの身体的症状が現れ

る。精神的疲労に対する治療を行うとともに各身体症状に対する治療を行う。

> ○ **併用する療法**
> 全身的に体調を整え快感を与える温熱刺激などを用いる。
> ○ **疲れの回復を期待できる睡眠**
> 精神的疲労時には、不眠になりやすい。睡眠時間をいかに有効なものとするかの工夫が大切である。疲れを取り除ける状態をつくっての睡眠が必要である。
> ○ **気分転換と疲労の予防**
> 精神的作業、ストレスをいかにして断続できるかが手がかりである。断続するための工夫をする。家庭でできること、自分自身でできることについて努力する。
> ○ **患者管理の問題点**
> 神経過敏になりやすい傾向にあるので、患者との対応に十分な配慮が必要である。
> ○ **医学的管理の必要性**
> 身体的疲労よりも対応が困難である。数回の治療で期待する変化が見られないときは、専門医の受診を勧める。
> ○ **治療計画**
> 精神的疲労は、身体的疲労よりも環境条件の変更が難しく、治療も長期的な展望をもって、可能な限り総合的に考え、必要な頻度での治療計画を立てる。

2-4 急性疲労に対する治療

一次的に過重な作業が行われたときに生ずる疲労であり、青年期においては、それほど問題なく自分自身の力で解決できるものである。しかし、中高年以降になると回復にも時間を要するようになるので、適度な支援が望ましい。
①血液循環を良くする。
疲労している組織の血液循環を良くするように治療する。
②神経・筋の緊張を緩める（以上、標治法）
③疲労回復能を高める治療
疲労回復能を高めるには、体調を整えることである。
・腹部、脊柱の両側の治療

・精神的安定を図る治療（以上、**本治法－1**）
・**本治法－2**
④患者自身が行えることの指示
・入浴（39℃のゆっくり時間をかけた入浴。湯温39℃は原則的にはのぼせを起こさない湯温であるが、のぼせに要注意である。）
・適度な体操
⑤次回治療の指示
　多くの場合には連続的な治療の必要はない。しかし、何らかの理由で必要と考えられるときは、指示をする。

2-5　慢性疲労に対する治療

　現代人の相当数が慢性疲労状態にあると見られる。種々の病気の起こりとして注目しなければならない。慢性疲労の原因がどこにあるかの判断が大切である。

　慢性的疲労状態にある場合には、体力が低下しているために治療刺激を受け入れる余地も小さくなっていることが多い。したがって、一度の治療で全部の疲労を解決しようとせず、何回かに分けて、まずは現在の疲労状態からの回復を試みる。

本治法－1、**2**を中心に行う。主なねらいは、
・精神的・身体的緊張を緩める。
・全身の血液等の循環を良くする。
・精神的・身体的に適度な緊張をつくる。

　横になって休息しなければならない人には、ごく軽く、横にならなくともよい人にはもう少し強めに緊張をつくる。

○　疲労回復能を高める
○　日常生活の点検と生活リズムの改善
　働きすぎなど、慢性疲労の原因が日常生活習慣のなかにどのように関わっているかを検討する。改善できるものは改善し、直ちに状況を変えることのでき

ない場合には、それに対する対策を検討する。

疲労の予防には、活動と休息のリズムが最も大切である。個々の人の身体的状況と仕事の状態を考え、生活のリズム（活動と休息のリズム）を設定する。慢性疲労の予防策として最も大切なことである。

○ **医学的検査の必要性の有無**

疲れ以外の症状を検討し、さらに専門的な検査の必要性の有無を考える。

○ **家庭でできること、患者自身でできること**

生活リズムの改善の具体的手段として、運動、家庭でできる物理療法などを指示する。慢性疲労の改善には、患者自身が行う部分が大切である。

○ **治療計画**

慢性疲労の治療は、治療計画が大切である。個々の患者の状況により判断しなければならないが、2～3週間の予定で、週に2回の治療で体調を整え、以後、1～3週に1回の維持療法を2～3カ月行う。

2-6 疲労に対する治療のまとめ

疲労に対する治療は、本治法が大切である。慢性疲労については特にその占める割合は大きい。現代人の多くが慢性的な疲労状態にあるとも考えられる。このような状態から抜け出すには、それぞれの個体が抱えている問題をよく診査し、本治法を行うことにより基本的な解決を図らねばならない。

不定愁訴といわれる諸々の訴えは、慢性疲労を根底として各個人がもつ身体的、精神的弱点に訴えが現れると考えられるところが大きい。したがって、不定愁訴に対しては、慢性疲労に対する対策を基本に、示されている訴えに対する配慮を組み合わせて治療計画を立てる。

現代社会は、とかく可能な限りの活動を要求する仕組みになっているともいえる。したがって、治療により解決できるのは心身に関することである。社会の仕組みのなかにおける個人の存在のあり方は、各個人の人生観による問題であろう。そのようなところにどのように関わるかも、治療者としての職業観、人生観が問われるところでもある。

3．微熱

　原因不明の微熱が下がらないという症例がある。鍼灸による治療で効果を期待できることが多い。鍼灸治療の自律神経機能への作用が奏功するものと考える。特に低周波鍼通電療法が効果的である。治療は基本的治療を行うが、(基本的治療⑤) 主訴に対する治療としては、合谷－孔最20〜30分間、臥位 (M6) での低周波鍼通電療法を行う。風疹のときは解熱後の関節痛の予防などにも効果が期待できる。

―第8節　小児と高齢者の治療―

1．小児の治療

　小児は昔から鍼灸の治療対象であった。扁桃炎、気管支喘息、夜尿症、消化器疾患などで小児を対象とする。これらの疾患についてはすでに述べているので、ここでは小児を対象とするときの一般的注意事項に触れる。

● **小児を対象とするときの注意事項**
　・恐がらせずに友達になる
　・小児は反応が良いので刺激は控えめにする。5分ほどという。
　・治療は手早く
　・母親の協力を上手に得る

2．高齢者の治療

　個々の疾患についてはいままでに解説したものを応用すれば十分である。

わが国は、急速に人口の高齢化が進んでいる。老年になれば当然体力の低下が起こり、快適な日常生活のために鍼灸治療の介助が期待される部分が大きくなる。

2-1　高齢者の身体的・精神的特徴と治療

1)　高齢者の身体的・精神的特徴

老化により、身体的にも精神的にも機能は低下する。寝たきり老人、老人性認知症、老後の過ごし方など、現代のわが国は、大きな問題を抱えている。鍼灸の治療対象者の平均年齢は、一般医療の対象者の平均年齢よりも数歳低い。わが国における鍼灸の社会的位置づけに関わる問題でもある。

老齢期においては、体のあちこちにできやすい歪みをどのように改善し体調を整えるかが大切な問題である。その意味で高齢者には鍼灸治療の必要性が高いはずである。健やかな老後を実現する1つの手段として鍼灸治療は期待される。

2)　高齢者に対する治療

老化によりどのような工夫が必要であるか。

①体力が低下している：体力が低下すると刺激量の受け入れも少なくなるので、刺激の強さ、治療時間などは弱め、少なめにする。

②種々の疾患を持っている場合が多い：それぞれに対する配慮が必要である。特に、脳血管障害、心臓病などには注意する。

③骨格が弱くなっている人が多い。特に女性には要注意：骨がもろくなっているので瞬間的に強い力を用いてはならない。皮膚、皮下組織への刺激で問題が解決できるようにする。神経反射、経絡などについての知識により、より軽微な刺激で効果的な治療ができるよう努力する。

④体力の低下は、治癒力の低下でもある：治療は、気長に行わなければならない。

○　併用する療法

　一般的な温熱療法などエネルギーの大きなものは望ましくない。灸療法のようなエネルギー量は小さく、生体の機能を活動させるようなものが望ましい。

○　患者管理の問題点

　同じことを何度も繰り返し話すことなどが多くなる。誠実に応えてあげることが必要である。

○　患者自身でできること、家庭でできること

　自分自身で工夫し治そうとする意志を持てるように対応することが大切である。

■第6章　運動器疾患系症状治療論

　運動器の訴えは、直接鍼灸院を訪れる患者も多いので、鑑別診断、局所診断が重要である。鍼灸治療はもちろん基本的治療に載せて行う。運動器の訴えは局所治療が可能なので局所治療が中心のように見えるが基本的治療が重要である。

1．腰痛

　わが国の雑誌に報告される腰痛症に対する鍼灸治療の効果は、治癒、著効、優などの著しく良い効果があったと考えられるものがおよそ45％、有効、良好などまで含めると80％に効果があったという結果である。
　腰痛を訴える人は、平成13年（2001年）の国民生活基礎調査では、1210万人と推計され、国民の10人に1人である。いわゆる腰痛症で急性期のものは、鍼治療により著効が期待できる。寝返りができない、歩行ができないなどの状態の患者が、治療後はほとんど苦痛がない程度の効果も期待でき、2～3回の治療で十分な回復をするケースも稀でない。

1）腰痛と年齢
　腰痛は、年齢とともに増加するが、45～54歳で、その年代の人口のおよそ10％、65～74歳で15％、75～84歳でピークとなり、およそ18％である。

2）腰痛とその期間
　国民健康調査の資料から腰の痛い人達がどの程度の期間、腰痛で悩んでいるのかを調べると、腰痛期間3～6カ月を境にして、3カ月以内と6カ月以上とで2つの集団となっている。腰痛者の半分は6カ月以上の期間の慢性腰痛者であり、半分は3カ月以内の比較的短期間の腰痛者である。
　発症してから1週間以内の人が13％、1週間から1カ月の人が15％、1カ月から3カ月の人が18.5％となっている。

2～3週間までに、腰痛を発症した人達の半数以上は改善しているものと考えてよい。大半は3カ月までに改善し、一部が慢性化して数年にも及ぶ。

3) 腰痛と日常生活

腰痛患者の日常生活の状況をみると、就床状況ではおよそ10％の人が1日中床についており、少し床についた人がやはり10％程度である。80％の人は床についていない。

仕事の状況は、まったくしなかった人が20％で、5人に1人は仕事をしていない。少し仕事をした人が17％で、5人に1人ほどであり、5人のうち3人は普通に仕事をしている。

腰痛者の5人のうち3人は日常生活に大きな支障なく、5人のうち1人はまったく仕事ができず、1日中寝ているか寝たり起きたりしている。5人のうち1人は寝ることはないが、仕事は十分できないという状況のようである。

1-1 腰痛の発生機転と原因疾患

腰が痛くなる疾患は数多い。それぞれの原因によって治療の仕方も当然違うわけであるから、まず原因を明らかにすることが第一である。腰痛患者の80％はどこかの医療機関で受療しており、鍼灸の対象となっている患者の5人のうち3人は、医療機関を同時に受療している。西洋医学病名の診断は、医師の仕事である。腰痛を訴える患者の原因がおよそどのような状況にあるかを表7に示す。

表7　腰痛患者の疾患分類頻度

①腰痛症：50.0％
②変形性脊椎症：16.5％
③椎間板ヘルニア：16.2％
④脊椎分離・辷り症：8.3％

①、②は鍼灸の適応である。腰痛患者の2/3を占める。③、④も重症なものを除いて治療の対象となる。

表 8　腰痛の成因論的分類

1．腰痛の成因
　①椎間板に起因するもの
　②腰椎の構築に起因するもの
　③筋・筋膜性のもの
　④脊椎の老化に起因するもの
　⑤外傷によるもの
　⑥炎症によるもの
　⑦腫瘍によるもの
　⑧内臓諸疾患に起因するもの
　⑨心因性のもの

2．急性腰痛の成因
　①椎間板ヘルニア
　②腰背筋、筋膜の過伸展や部分断裂：患側の反対方向への運動制限、上体は患側に傾く。
　③椎間関節の捻挫：棘突起から2cm離れたところに圧痛、同部に腫脹。前屈運動の制限、しかし側屈は可能。
　④棘間靭帯の伸展あるいは断裂
　⑤横突起骨折
　⑥椎体の圧迫骨折
　⑦癌転移のある椎体の病的骨折

3．慢性腰痛の成因
　①脊椎および脊髄の疊患：椎間板ヘルニア、変形性脊椎症、骨粗鬆症、脊椎分離・辷り症、圧迫骨折、脊柱変形、脊椎転移癌、脊髄腫瘍、脊椎カリエス、脊椎管狭窄症
　②消化器系疾患
　③泌尿器系疾患
　④産婦人科疾患
　⑤心因性のもの

表9　X線異常所見と腰痛

X線異常所見	腰痛あり	腰痛なし
①脊椎分離・辷り症	67%	33%
②脊椎の変形	49%	51%
③骨の粗鬆化	55%	45%
④椎間腔の狭小	65%	35%
⑤その他	65%	35%

1-2　診察の仕方

腰痛の診察は以下の点についてまとめ、判断する。
①腰痛発症の状況
②腰痛の部位
③腰痛の性質
④理学的検査所見
⑤圧痛、硬結、筋緊張の分布とその性質
⑥医学的検査の必要性の有無
診察に必要な要点を以下に示す。

1)　腰痛の原因

腰痛の原因は、①疲労性のもの、②運動器疾患に由来するもの、③神経疾患に由来するもの、④内臓器疾患に由来するもの、⑤心因性のもの、に分けられるが、多くの腰痛が運動器疾患に由来するものに属することである。

2)　運動器疾患に由来するもの

年齢と痛み方を聞くと、原因のおおよその見当がつく。

元気な人に急激に起きた腰痛は、20～30歳代では椎間板ヘルニア、30～40歳代では筋筋膜性腰痛である。

中腰の姿勢や長時間の立ち仕事での腰痛は、脊椎分離症、脊椎辷り症。

老人で動作の始めに痛む腰痛は、変形性脊椎症。

50歳以上で進行性の腰痛は、癌の骨転移を考える。

①急性腰痛

急性腰痛は、外傷性のぎっくり腰といわれるものがその典型例である。ぎっくり腰は、腰部の支持機構のどこかに外傷性の変化が起こったことを意味している。重いものを持つなどのことで起きることも多いが、朝起きて歯を磨こうとしたなどのちょっとしたことで起きることも珍しくない。1回の外力で起きることもあるが、繰り返し加えられる慢性のストレスによる局所の脆弱性が一気に破綻して、急性腰痛として出現する場合の方が多いといわれている。腰椎椎間板ヘルニアはその代表例といわれる。

骨粗鬆症では、ほんのちょっとした力でも圧迫骨折を起こすことがある。

②慢性腰痛

慢性腰痛の典型例は、不良姿勢によるものである。不良姿勢の原因は、日常生活における習慣や職業など、様々である。本来、老化による脊柱の変形は病気ではないが、他に原因もなく腰痛、背痛のある場合に変形性脊椎症という。

3) 神経疾患に由来するもの

神経疾患そのものが問題として大きい。運動ニューロン疾患によって姿勢の異常が生じ、それによる腰痛が治療対象となることがある。運動器の異常による疾患と同様に考えて対処する。

4) 内臓器疾患に由来するもの

寝ていても痛いという大きな特徴がある。急性のものと慢性に経過するものがある。

急性に出現するものには、激しい腰痛を示す腹部大動脈瘤がある。腎結石、尿管結石も急性腰痛の原因として頻度が高い。胆石症や消化性潰瘍の穿孔なども腰痛を示す。しかしわが国において、これらの症状の状況で鍼灸治療を受けにくることはまずない。医学常識として認識している程度でよい。

鈍い腰痛として感じられるものは、風邪などの全身疾患の症状の1つとして現れる。やはり動かさなくても痛いというところから見当をつけられる。この

ような状況の腰痛には、痛みを軽減させ少しでも楽にして過ごすという意味で、治療対象として効果を期待できる。しかし、原因疾患が何であるかが重要なことなので、それが判明していない場合には医療機関を受診させる。

慢性に経過するものは、胃・十二指腸潰瘍や肝硬変、遊走腎、婦人化疾患などの関連痛として出現する。内臓器疾患に由来するものは、原因臓器の病変による症状を合併する。

5) 心因性のもの

抑うつ症状により痛みが増幅されている場合がある。訴えに比べて他覚的所見がないのが特徴である。的確な判断をせずに漫然と治療していると症状が固定して難治性になることがあるので、注意が必要である。

1-3 運動器に由来する腰痛診察の要点

1-3-1 腰椎の運動と腰痛

①不良姿勢による筋疲労や腰椎分離・辷り症、腰部脊柱管狭窄などでは腰椎運動が制限されないことが多い。

②脊椎・脊髄腫瘍、腰椎椎間関節症、椎間板炎では、各方向への運動制限を認めることが多い。

③椎間板ヘルニアでは、多くの場合ヘルニアが神経根の外側に生ずるので患側への屈曲は制限されるが、反対側への屈曲は制限されない。ヘルニアが神経根の内側にあれば運動制限は逆になる。神経根の直下にあれば前屈が制限され、ヘルニアの一部が脊柱管の方に出ていると過伸展が強く制限される。

④疼痛はあまり強くないが、腰椎の前後屈に際し腰椎の運動が認められない場合は、強直性脊椎炎や高度の変形性腰椎症が考えられる。

1-3-2 腰椎棘突起と周辺の圧痛

①腰痛の部位を確かめるのに重要な所見である。

②椎間板ヘルニアや椎間関節症では、棘突起より外側にも圧痛がある。前

者は下肢への放散痛、後者は大腿後外側部に軽い疼痛や違和感を訴える。

1-3-3　下肢の筋力

①片足のつま先で立たせる。できない場合は筋力が弱い。短時間の場合は、筋力減弱。腓腹筋を支配する第1仙骨神経根の圧迫などの障害で起き、第5腰椎椎間板ヘルニアで出現することが多い。

②母指の背屈力、第5または第4腰神経根などの障害で起きる。第4腰椎椎間板ヘルニアの診断として重要。

1-3-4　頸静脈圧迫テスト

両側の内外頸静脈を母指で1分ほど圧迫する。腰痛や下肢痛、しびれ感が強くなる場合に陽性。腰椎椎間板ヘルニア、椎間板変性、脊髄腫瘍などの脊柱管内の変化で陽性となる。

1-3-5　下肢伸展挙上テスト（Lasègue徴候）

70°以上が陰性。

1-3-6　坐骨神経伸展テスト

下肢を伸展挙上させ、痛みで挙げられなくなったところで足関節を急激に背屈させる。坐骨神経に沿って痛みが強くなれば陽性。下部腰椎椎間板ヘルニアの診断。

1-3-7　腹筋検査

仰臥位にさせ静かに上体を起こさせる。容易に起きあがれるものが正常、下腿に抵抗を与えなければできないものはやや減弱、それでもできないものは弱いとする。

1-3-8　知覚検査

①第3腰椎椎間板の変化、膝窩で、下腿内側から足背にかけた部分、母指内

側
　②第4腰椎椎間板の変化、下腿前面と足背部、母指とときには第2指
　③第5腰椎椎間板の変化、下腿外側、足部、第3、4、5指、特に第5指

1-3-9　腱反射

　①第5腰椎椎間板の高さに変化、アキレス腱反射減弱か消失
　②第3・4腰椎椎間板に変化、膝蓋腱反射減弱または消失

1-3-10　筋の緊張

　運動器の腰痛では、筋の緊張が治療部位を決めるのに大切な指標である。障害のために緊張が高まっているものと、防衛反射として筋緊張が高まっている部とがある。ヘルニアで神経根刺激があるときには下肢の痛みとともに筋の緊張もある。

1-4　脊髄神経の高位診断

　椎間板ヘルニアだけに限らず、どの断区の脊髄神経が障害を受けているかを明らかにすることは最も大切なことである。
　第4・5腰椎椎間板ヘルニアが全体の95％を占める。

　○　第5腰神経根障害（第4腰椎椎間板ヘルニア）
　　①アキレス腱反射正常
　　②足関節背屈筋・長母指伸筋筋力低下（踵歩行が困難）
　　③下腿前面圧痛
　　④足背から母指にかけての知覚鈍麻
　○　第1仙骨神経根障害（第5腰椎椎間板ヘルニア）
　　①アキレス腱反射低下
　　②足関節底屈筋筋力低下（つま先歩行が困難）
　　③下腿後面から足外側にかけての知覚鈍麻
　　④腓腹筋部圧痛

○ 第4腰神経根障害（第3腰椎椎間板ヘルニア）
①膝蓋腱反射低下
②大腿四頭筋筋力低下・萎縮・圧痛
③大腿・下腿内側面知覚鈍麻

1-5　全身状態、関連部位の診察

1-5-1　腰痛の関連部位

　腰痛としての関連部位は腹筋の状態と全身の姿勢、仕事をするときの姿勢などをみることである。
　腹筋の筋力低下は腰痛の誘引となる。姿勢のストレスからくる腰痛は多いのでよく話を聞かなければならない。

1-5-2　全身状態

　全身状態を知ることは、治療法を考える上で重要な情報となる。
①体力の状態：脈拍数、血圧
②体液循環の状態：瘀血、痰飲、腹証（臍を中心とした腹腔内循環不全を思わせるこり）、気象条件の変化に影響を受けやすいか。

1-6　治療

　研究論文に見られる治療成績と治療点について、文献的には、約80％に効果が期待できる。図10に示したように、腰痛患者の半数は3カ月以内のものであり、半数は6カ月以上数年に及んでいる患者である。そして、その痛みの状態は、仕事の状況からすると図11のように、3人のうち2人は普通のとおり仕事をしている。1日中床についていた、あるいは、まったく仕事をしなかったという状態の人は20％、5人に1人である。
　発症後3カ月以内の症例の多くは改善することを図10は示しているので、この時期の患者を対象とすれば治療成績は良くなる。しかし、数年に及ぶ症例の

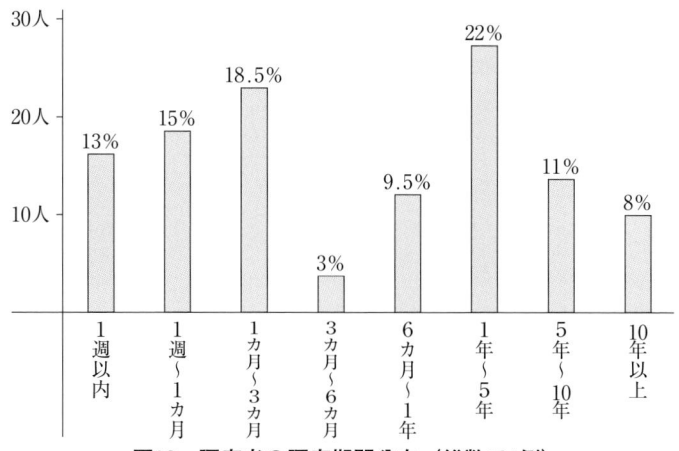

図10　腰痛者の腰痛期間分布（総数124例）

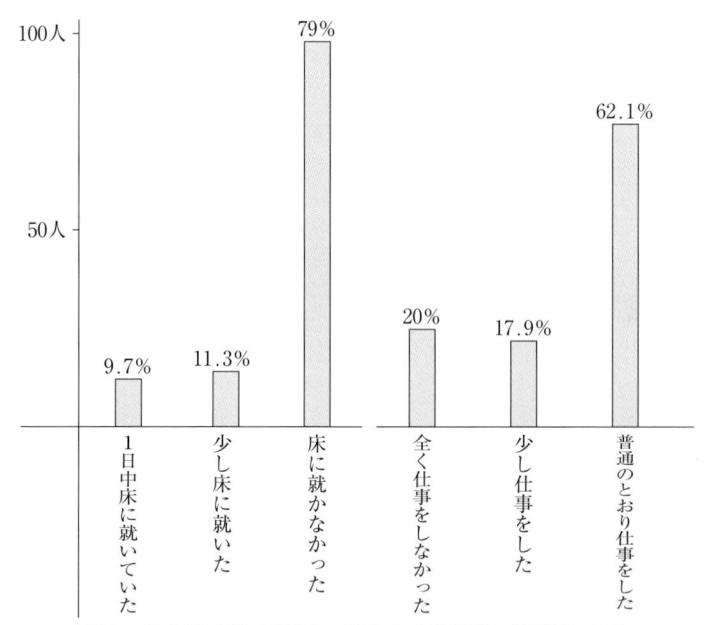

- 1週以内: 13%
- 1週～1カ月: 15%
- 1カ月～3カ月: 18.5%
- 3カ月～6カ月: 3%
- 6カ月～1年: 9.5%
- 1年～5年: 22%
- 5年～10年: 11%
- 10年以上: 8%

図11　腰痛者の就床状況・日常の仕事状況（総数124例）

- 1日中床に就いていた: 9.7%
- 少し床に就いた: 11.3%
- 床に就かなかった: 79%
- 全く仕事をしなかった: 20%
- 少し仕事をした: 17.9%
- 普通のとおり仕事をした: 62.1%

多くは、図12に見られる60代以降の加齢による現象が基にあるような腰痛であることが予想されるので、治療を受けながら年余に及んでいるというのは治りにくい状態であることを意味している。

図13に示したように、鍼灸院で治療を受けている患者も半数は3カ月以内であり、半数は6カ月以上数年の患者である。平均的には、著効、有効あわせて50％前後、やや有効、無効あわせて50％前後というところであろう。

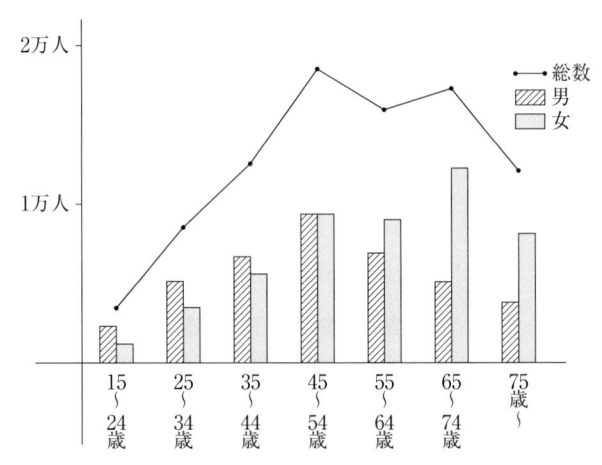

図12　年齢階級別の腰痛者全国推計患者数（患者調査）

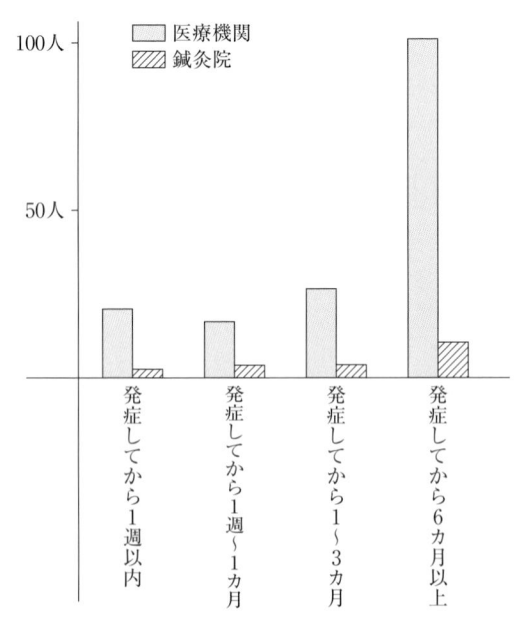

図13　腰痛を発症してからの期間別医療機関と鍼灸、マッサージ院における受療者数

治療に用いられている経穴を見ると、**図14**のように1（腎兪）、2（志室）、3（大腸兪）、8（小腸兪）は腰部の経穴であるが、4（委中）、5（崑崙）、6（足三里）、7（陽陵泉）は膝から下の経穴である。

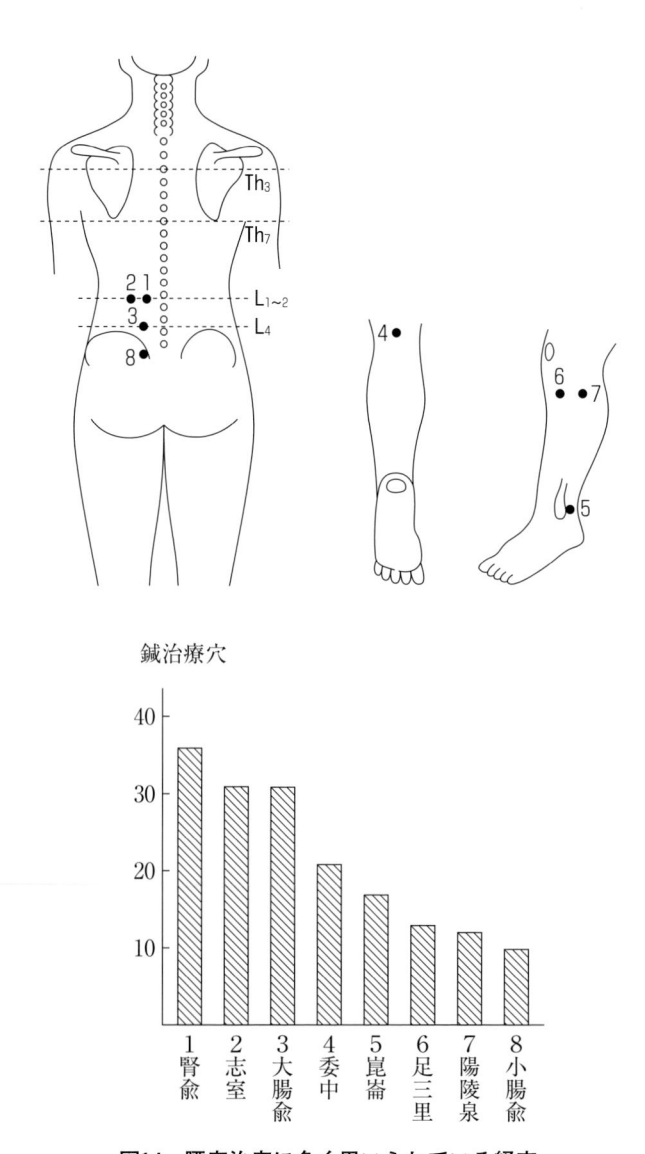

図14　腰痛治療に多く用いられている経穴

1-6-1　腰痛治療の考え方

①標治法として、下肢の離れたところから治療を開始することにより、神経反射によって筋の緊張が改善し、局所の問題部分がより明確になりやすい。

多くの腰痛患者は標治法が治療の中心である。

②本治法は、腰痛治療においても臨床的に重要な意味をもつ。しかし腰痛は、わが国の現状において鍼灸治療の対象になる最も多い症状である。そして鍼は多くの腰痛の病態に直接施術できるので、的確な局所治療の技術を見極める努力をしなければならない。そのことを意識しながら**本治法－1、2**を行う。

1-6-2　急性腰痛に対する鍼灸治療

1）　標治法

基本的には障害を起こしている部をいかに正確に捉えることができるかにある。

①下肢の承筋、承山、委中、三陰交、太渓などに刺鍼し雀啄、置鍼（5分程）を行い、神経反射機転により腰部の筋の過緊張を解く。鍼は、硬結、圧痛、緊張などの体表症候を対象に、その部まで刺す。

②ついで、腰部の筋の過緊張を対象に、緊張している筋まで刺鍼し雀啄、置鍼を行う。

③最後に、障害部と推測される部を目指して刺鍼、置鍼する。

● **低周波鍼通電療法**

ほとんどの腰痛に用いて効果的である。

障害部位とその周囲およびその反対側などを刺鍼点として、1 Hz、15～20分程度の通電を行う。筋緊張部が広い場合は、4極用いるのもよい。根刺激症状（筋力低下、深部反射低下、知覚鈍麻）があり、下肢に放散痛があるときは、下肢の筋過緊張、硬結、圧痛を指標として刺鍼通電する。

● 治療の体位

　原則的には伏臥位が行いやすい。しかし、根刺激症状があるときなどで伏臥位になると痛みが出やすい場合がある。そんなときは、患側を上にした側臥位にする。伏臥位で行う場合は胸当てを用いた方が原則的にはよいが、自律神経機能がやや不安定な患者の場合は、胸腹部を圧迫して気分が悪くなることがあるので注意が必要である。

　マッケンジー法では、椎間板ヘルニア関連の腰痛は、腰部を反らせる姿勢が重要な条件になっている。髄核の位置を腹部側に移動させるには理論的に当を得ている。伏臥位の治療時に胸当てを高くして腰部を反らせた状態で治療する。著者は良い手応えを得ている。日常生活における、腰部の姿勢が大切である。マッケンジー法を学ぶ必要がある。マッケンジー法に関する書物を以下に示す。（参考：『自分で治せる腰痛改善マニュアル』実業之日本社、『腰痛は自分で治せる』河出書房新社、『腰の激痛が消える革命的療法』宝島社）

　特殊な場合であるが、立位、坐位で行うこともある。立位、坐位で痛みの出る姿勢をあえて行わせ、痛む部に刺鍼し、痛みを軽減させながら治療するものである。症状のある状態でその症状を改善させるというのは１つの有効な方法である。いろいろな場面で工夫ができることである。運動鍼という関節運動痛に対する刺鍼の方法がある。関節部に刺鍼しておき、関節運動をさせながら痛みのない運動範囲を広げる応用の仕方の例であろう。しかし、腰部の場合は体重がかかってくるので十分な注意が必要である。初心者は避けた方がよい。指導者の下で、どんな場合にどんなふうに行って大丈夫かを体験しながら学ぶ。

● 神経根刺激症状のあるもの

　新鮮な椎間板ヘルニアで明確に神経根刺激症状がある場合は、多くの場合、鍼は無効である。治療直後はちょっと良いようでも、身支度をするうちに痛みが再発する。このようなケースはヘルニアでも重傷である。

　神経根刺激症状（筋力低下、深部反射低下、知覚鈍麻）が明瞭な場合は、治療効果を期待しにくい。しかし、根刺激症状があっても、ヘルニア、骨棘などと周囲の軟部組織との影響により起こっている刺激症状の場合は効果を期待で

きる。痛みが、あるときは強く、あるときは軽くなる場合は、効果を期待できる。

　神経根が明確に刺激を受けている場合以外は、治療直後効果が期待できる。もし直後効果がなかったとしたら、治療の仕方が良くなかったか、運動器性の腰痛に何か別の要因が関わっていると考え検査が必要である。

● **腫瘍の転移による腰痛**

　腰椎への腫瘍の転移による腰痛がある。原発臓器の症状があってもよいはずであるが、わかりにくい場合もある。この場合、安静時痛があることが多いことと、治療による直後効果はある程度あっても翌日には元に戻り徐々に進行していくので、注意深く経過を観察することである。安静時痛でも内臓からの関連痛としての痛みは、姿勢の変化による痛みの変化がないところが異なる。

2）**本治法**

　最初の治療で腰痛に対する局所治療効果を確認し**本治法－１、２**を行う。腰、頸、背部は、一連の動きをするので、これらに対する治療は大切である。また、腹筋への対処は、拮抗筋であるからこれも大切である。

　安静時心拍数が、70拍／分以上ある虚証傾向の強い場合は、特に**本治法－２**が重要である。

3）**腰痛の基本的治療**

①浅刺・呼気時・坐位の刺鍼15呼吸回分
②腹部刺鍼

　このときに（基本的治療⑤）主訴に対する治療として、合谷－孔最15分間臥位（M６）での低周波治療：M６により全身的な過緊張を解くを行う。

③背部刺鍼

　このときに（基本的治療⑤）主訴に対する治療として、腰部の局所治療を行う。置鍼、もしくは低周波、レーザー治療。最も大切な刺鍼として大腰筋、中

殿筋、足底筋に行う。

　レーザー治療は、腰部の筋の過敏な状態のときに効果的である。あるいは、局所の筋の緊張所見が見られない、しかし痛みを訴えるときなどである。
　④浅刺・呼気時・坐位の刺鍼10呼吸回分

4）神経学的関連からの治療部位

　筋筋膜性腰痛などのときのように、第3腰椎およびそれより上部のときは、腰神経叢の関わりから大腿の内転筋群、伸筋群に緊張が現れやすい。また、第4腰椎以下仙骨部の腰痛は、大腿後側から下腿に反応が現れやすい。それぞれこれらの反応のみられる部が治療対象となる。

5）経絡の立場からの治療部位

　経絡の立場からみると、下肢の後側によく圧痛、硬結などの反応が出る場合、あるいは、外側、前側に出る場合など、それぞれある。よく診察して反応を捉え治療する。

○ **併用する療法**（温熱療法など）
　急性腰痛で局所に炎症があると考えられる場合は、2、3日温めない方がよいが、多くの場合は温めてよい。炎症があって温めると、拍動性の痛みを起こすことがある。このようなときは温めてはいけないときである。冷湿布をすることが多いが、多くは冷やさない方がよい。

○ **患者自身でできること、家庭でできること**
　回復に望ましい状態をいかに維持するかは、患者自身の問題である。人体が病的状態に陥ったとき、その病変を改善しようとする力は人体自身がもっている回復しようとする力の発揮しやすい状態をいかに維持するかということである。
　①局所の安静保持：腰痛帯など
　②局所の血液循環を良くする：温湿布や腰部に痛みを起こさない状態での腰部の運動。仰臥位で体重を免荷した状態で動かす。共同運動や反射による自然な運動。
　③局所の筋の過緊張を解く：腰の動きを良くする上肢、下肢の共同運動を行い、筋の過緊張を解く。

④全身的には活動的な状態を保ち、回復力を高める。
　⑤急性期の過ごし方：1時間の治療よりも24時間をどう過ごすかが大切な問題である。多くの急性腰痛では、急性期でも会議等には出席できる。しかし、会議が終わり椅子から立ち上がろうとすると痛みのためにとても苦痛である。これは立位で体重が負荷されている状態で、骨盤の傾斜を坐位時から立位時に変えなければならないからである。その場所が臥位になることが可能なところであれば、いったん臥位になる。臥位になるときは体重を免荷した状態で骨盤の傾斜を変えられるので、比較的痛みの少ない状態で移行できる。こうしてから立ち上がると立位になりやすい。

　手洗いは、洋式で水で洗える方式のものが最も良い。次はむしろ和式であり、普通の洋式は最も困る。排便後の清拭が大変苦痛である。

○ **医学的検査・管理の必要性の有無**

　椎間板ヘルニアで、下肢に筋力低下、深部反射低下、放散痛、しびれなどがある場合には医学的な管理を必要とする。

○ **安静保持**

　局所の病変が改善するには安静が必要である。しかし、その安静は、多くの急性腰痛の場合は、全身的な安静は必要なく、腰部局所のみを安静にし、全身的にはむしろ活動的にしている方が体の回復力を高めるには望ましい。したがって、腰部の安静保持と負担の軽減に配慮しながら、全身的な活動をする。

　痛いことをしない。

○ **治療計画**

　椎間板ヘルニアを除き、筋筋膜症などの腰痛は3〜5日が急性期である。この間は、毎日治療を行えればそれが望ましい。その後は筋の過緊張が持続しないように、患者の状態に応じて治療する。また、40代からは、腰痛など運動器の疾患が多くなってくる。それぞれ患者の状態に応じて再発予防のための治療を適宜行うことが望ましい。

1-6-3　慢性腰痛に対する鍼灸治療

　慢性腰痛は、老化等による何らかの器質的障害が根底にあると考えられる。その障害を突きとめることがまず第一である。

1) 標治法

　刺激部位等は基本的には急性腰痛と同様である。根底に腰痛の原因となる器質的障害がある場合は、局所の状態をいかに良好な状態に維持するかということと、本治法により全身状態をいかに良好にするかの重要性が高くなる。

2) 本治法

　まず、**本治法－1**が大切である。腰部は重心を支える部であるから、そこの痛みは抗重力筋に種々の影響を与えるが、**本治法－1**によりそれらの歪みを改善させることである。また、慢性痛は体力の低下を招くので、これらを予防するためにも**本治法－2**のもつ意味も大きい。

○　併用する療法

　急性腰痛とほぼ同様であるが、家庭で行うことのできる療法のもつ意味が大きくなる。

○　患者自身でできること、家庭でできること

　基本は、急性腰痛と同様であるが、腰痛を積極的に改善するための腰痛体操や全身運動を行わなければならない。地上で行う運動は、臥位で行う以外は腰に負担がかかる。そこで、腰に負担をかけずに全身運動を行えるのが水泳である。腰から下の運動器の障害のときは、下半身に負担をかけずに運動ができるという意味で、水泳が優れている。

○　医学的検査・管理の必要性の有無

　慢性的なものは、その状態を明確にしておくことが大切である。特に、徐々に増悪の傾向にあるような場合は、直ちに医学的な検査を必要とする。

○　生活習慣・環境の点検と生活リズムの改善

　器質的障害がなく、慢性的な腰痛を繰り返す場合は、生活習慣のどこかに腰部の筋に過労を強制するような場面があることが多い。特に問題となるのは、緊張を持続させることである。同じ姿勢を続ける、しかも、不自然な姿勢を続けるというのは、最も障害を作りやすいところである。そのような場面を生活の中から削除できない場合は、できるだけ時間を短く断続して、緊張を持続させないようにする。

○　治療計画
　1回の治療がどの程度の効果を持続するかにより、まずは慢性腰痛の改善を目的に、効果の期待できる日数を単位として治療を続け、腰痛の改善を図る。これにより改善できる場合と改善はできたが1～2週間に一度の治療を行う必要のある場合、また予防として数週に一度治療すればよい場合などがある。
　腰痛は改善できず、週に1～2回の維持療法としての治療が必要なこともある。

1-7　西條式の治療による腰痛の直後効果を指標とした研究

　痛みを主訴とする運動器の疾患に対する鍼治療効果の特色は、治療直後効果が明瞭であることである。その点に着目し、直後効果の評価により鍼治療の効果を客観的に明らかにした。
　2番目には鍼治療として、生体の調節力を高めるという治療、全身的な交感神経機能の過緊張を緩めるという治療、局所反応を期待する治療の3つの治療を行い、各症例にそれらの治療がどのように作用するかを検討した。

(『臨床鍼灸学を拓く』を参照)

「研究方法」
　①鍼治療期間：平成8年（1996年）11月～平成9年（1997年）11月
　②鍼治療研究対象症例：筑波技術短期大学附属診療所を月・火・木曜日に受診した腰痛を主訴とし、下肢症状を伴わない症例で研究対象とすることができた初診患者すべてを対象とした。対象症例は、計35名（24～75歳、平均44.6±12.2歳、男性25名・女性10名）である。

1-7-1　腰痛に対する鍼治療法

　本研究の時には大腰筋、中殿筋、足底筋への刺鍼をまだ行っていなかった。鍼治療法は、下記のように統一して行った。
　①手関節部への浅刺・呼気時・坐位の刺鍼（10呼吸回分）：Ⓜ4
　②腹部刺鍼：Ⓜ1・2・3

合谷−孔最の1Hz15分、低周波鍼通電：M6
③肩甲間部刺鍼：M1・2・3
腰部刺鍼（置鍼または低周波鍼通電1Hzを15分行う）：M1・2・3・6
④浅刺・呼気時・坐位の刺鍼（20呼吸回分）：M4

①→②→③→④の順で治療を行い、それを1回治療として、今回は3回の治療を行った。

　最初に、椅子坐位で①浅刺・呼気時・坐位の刺鍼(10呼吸回分)を行うのは、全身反応として生体の歪みを解く力を高める機転を用いて腰痛の改善を図るとともに歪みを解く力を高めることで、続いて行われる治療をより効果的にするために行う。

　次に、仰臥位にし、②の腹部刺鍼は、消化吸収、排泄機能の調節と腹腔内循環の改善により全身的な体液分布の調節を目的としており、腰痛に対する直接的な効果を期待するものではなく全身状態を良くするための治療である（鍼治療の特徴的な部分である）。

　合谷−孔最の1Hz15分低周波鍼通電は、全身的な交感神経機能の過緊張を解く作用により、腰痛を改善しようとするものである。全身的な自律神経機能を整える効果も期待できる。

　その次に、伏臥位にし③の肩甲間部刺鍼は、M1・2・3により肩甲間部の脊柱起立筋の過緊張を改善し、胸腔内、腹腔内臓器を支配する交感神経を介して内臓諸器官に刺激を与え機能に変化を起こそうとするものである。起きた変化を好ましい状態に調整するのは、④で行うM4により行う。これも全身状態を対象としている。

　腰部刺鍼（置鍼もしくは低周波鍼通電）は、腰痛に対しての局所反応を期待しての治療である。置鍼は、主としてM2により腰部の血液循環を良くし筋の過緊張を改善しようとする。低周波鍼通電を用いるときは、低周波刺激による反応と生体リズムによる反応との同調、反同調による揺さぶり効果が期待できるので強い反応が期待できる。慢性的な頑固な状態に対しては臨床的に効果的である。しかし、体力が弱い症例の場合には用いない方が良いことがある。

　最後に坐位で、④の浅刺・呼気時・坐位の刺鍼によりM4により、全身反

応として生体の調節力を高める機転により、腰痛に対する仕上げをするとともに、全身状態を良くし自然治癒機能を高めて終わる。

治療は、坐位→仰臥位→伏臥位→坐位の順序で行われ、それぞれ下記のように行っている。

坐　位：全身反応による腰痛治療
　　　　全身状態の改善治療
仰臥位：全身反応による腰痛治療
　　　　全身状態の改善治療
伏臥位：局所反応による腰痛治療
　　　　全身状態の改善治療
坐　位：全身反応による腰痛治療
　　　　全身状態の改善治療

なお、鍼治療者は特定せず各曜日の担当者があたった。

1-7-2　治療成績

○　鍼治療対象患者	
・対象症例	35名（男性25名・女性10名）
・年齢	24〜75歳、平均44.6±12.2歳 20代1例、30代13例、40代14例、50代1例、60代4例、70代2例
・症状	腰痛27例、腰殿部痛8例
・腰痛の既往	あり27例、なし8例
・今回の腰痛罹病期間	1週間以内：20例、2週間以内：3例、1月以内：3例、1〜2年：9例
・今回の腰痛初診までの経過	軽快傾向：14例、不変：17例、増悪傾向：4例
・腰痛発症の様子	急激に発症：23例、徐々に発症：12例
・初診時の痛みの程度	激しい痛み：10例、はっきりした痛み：24例、少し痛い：1例
・併用治療	なし：26例、鎮痛剤：7例、市販湿布薬：2例

○ 鍼治療効果
・総合鍼治療成績
　1回の治療で軽快終了したケース：8例、　2回の治療で軽快終了：8例
　3回の治療で軽快終了：9例、　　　　　　4回の治療で軽快終了：5例
　9回の治療で軽快終了：1例、　　　　　　14回継続中（当時）　：1例
　1回の治療で中断：3例

1-7-3　鍼治療による腰痛改善の仕方

鍼治療の経過を観察すると3つのケースに分けられるようである。

パターン1は、直後効果が明瞭でしかも1回目の治療により大半が軽快してしまい累積効果も良いケースである。20例がこのようにして軽快している。

パターン2は、直後効果は小さいが、次回来院時には軽快しているというケースである。

パターン3は、直後効果は見られるが、次回来院時にまた元の状態に近い状態に戻っているというケースである。

○　パターン1の特徴

　腰痛発症の緩急（突然に9例、徐々に4例）、突然の傾向にある。
　腰痛の既往がない傾向にある（10年以内になし9例、10年以内にあり4例）。
　罹病期間が短い傾向にある（1週間以内8例、1月以内2例、1〜2年2例）。
　脊柱の傷害診断名が少ない（なし9例、椎間板ヘルニア1例、分離1例、変形性腰椎症2例）。

○　パターン2の特徴

　腰痛発症が突然である（4例/4例）。
　腰痛の既往がない傾向にある（10年以内になし）。
　罹病期間が短い（2、3、5、14日、平均6日）。
　脊柱の傷害診断名が少ない（辷り症1例、変形性腰椎症1例）。
　全例、体前屈障害である。

> ○ パターン3の特徴
> 腰痛発症が徐々に起きている（7例/7例）。
> 腰痛の既往がある傾向にある（1、2、5、6年前）。
> 罹病期間が長い（1年以上が3例）。
> 脊柱の傷害診断名が多い(椎間板ヘルニア3例、分離2例、変形性腰椎症1例)。

　以上から、腰痛が早期に軽快するには下記の条件が必要とされる。
　①腰痛が早期に軽快しやすい条件：腰痛発症が突然である、腰痛の既往がない傾向にある、罹病期間が短い、脊柱の傷害診断名が少ない
　②腰痛が早期に軽快しにくくなる条件：腰痛発症が徐々である、数年以内に腰痛の既往がある、罹病期間が長い、脊柱の傷害診断名がある

1-8　あなたの腰痛が治りにくい本当の理由

　上記『あなたの腰痛が治りにくい本当の理由』は福島県立医科大学医学部、整形外科学講座、紺野慎一教授の著書である。
　2012年8月28日にすばる舎より出版されている。腰痛治療を改革するであろう著書である。読んでほしい。鍼治療は今述べてきた方法で対応可能である。そこが全身状態を治療の対象とする自然鍼灸学治療の強みである。

2．頸肩腕痛

　頸肩腕痛は、腰痛に次いで治療対象となることの多い訴えである。理学的検査によりかなりの程度に局所診断が可能である。治療法もほぼ共通理解のできたと考えられる対象である。
　オフィスオートメーション化によって、1日中モニターを見つめ、キーボードを打つ人達が急増し、これらの人々のなかに頭痛、目の疲れ、頸、肩、腕の痛みやしびれを訴える人が多い。

図15 頸腕症候群の患者数の傾向

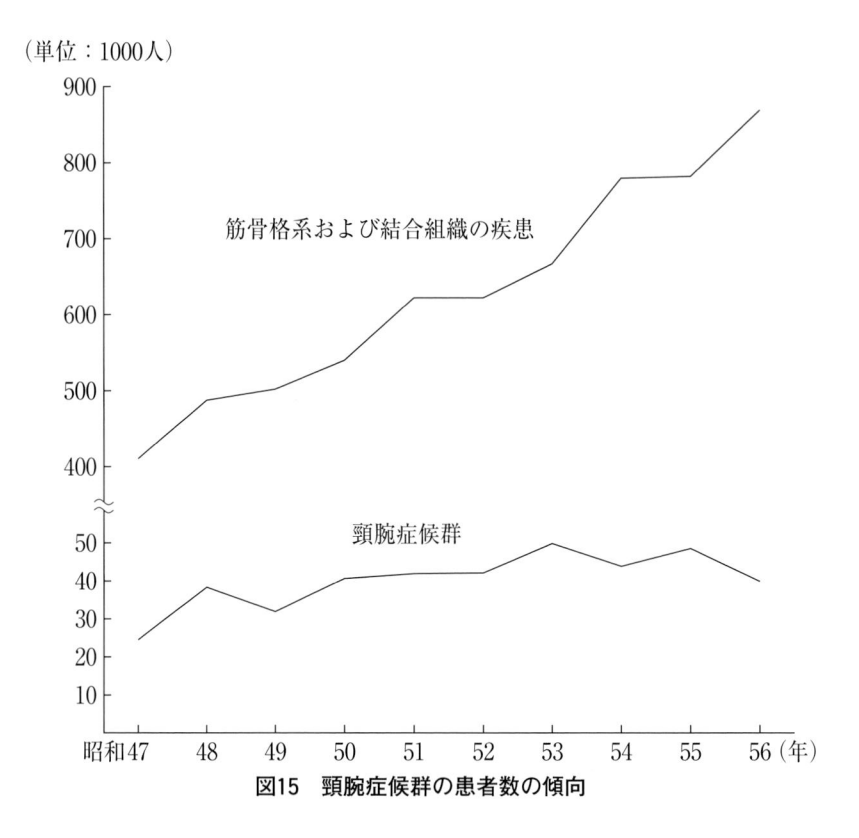

　図15は、厚生省の患者調査による資料であるが、ある日1日に医療機関を訪れる筋骨格系および結合組織の疾患患者が90万人近くおり、このうち頸、肩、腕の痛み、しびれを訴える頸腕症候群の患者がおよそ4万人である。同資料では、腰痛症の患者はおよそ9万人であるが、ある日1日にすべての患者が来院するわけではないので、実際の患者数はこの何倍かになる。腰痛症と頸腕症候群とを比較すると腰痛症では約半数の患者が発症してから3カ月以内の患者であるが、頸腕症候群の患者は腰痛に比べ慢性化の傾向が強いので、実際の患者数は腰痛症に近いものと思う。

2-1　頸肩腕の痛み、しびれの原因

　このような症状をきたす疾患は下記のように数多くある。

①頸椎などに異常があって症状を発現しているもの

②胸郭出口症候群として胸郭の出口で、斜角筋や肋骨・鎖骨などの圧迫によるもの

③筋結合織炎によるもの

④手根管症候群、肘部管症候群などの末梢神経障害

⑤内臓疾患による関連痛

⑥心因性要因の強いもの

①、②が主因となっているものが圧倒的に多い。慢性化の傾向の強いところから心因性要因がかかわる患者も多い。

2-2　診察の仕方

頸椎椎間板症（P218）、斜角筋症候群（P222）を中心に、各項で述べる。

2-3　治療

2-3-1　研究論文に見られる治療成績と治療法

1)　治療成績

少し資料は古いが、状況は変わっていない。1970年〜1981年までの12年間に頸腕症候群に対して鍼灸治療を行った研究論文が33編（邦文）ある。これらの論文について治療成績の概要を見ると16編に成績の記載がある。

対象となった患者の病状も原因疾患も種々であることが推測される。また、効果の評価法も種々であるが、16編の論文で対象となった患者総数は482例である。

①治癒、著効、良好などの経過の良かったと考えられるものが153例、31.7 %

②有効、軽減、軽快などの言葉で表現されているものが225例、46.7 %

③不変、無効が101例、21%

④悪化が3例

上記のように、①、②の経過の良かったものが78％ほどとなる。

頸腕症候群に対する鍼灸治療効果は、治療法等種々であるが、現状としておよそ80％程度には効果を期待できる。30％、3人に1人はかなり良い経過を期待できる。20％、5人に1人はあまり効果が期待できないという状況にある。

2) 治療法

鍼灸治療は治療者によって治療方法が異なるといわれる。

図16に33論文に記載されている治療穴をあげた。使用総穴数が133穴に及んでいる。経穴は365ほどあるとされ、近年さらに新穴といわれて新しい経穴も加えられているが、それらのうちのおよそ1/3が使用されていることになる。このことは、1つには頸腕症候群といって、頸、肩、腕に訴えのある患者に対して全身的な治療が行われていることを示すものでもある。9番目の腎兪は、全身的治療の代表的経穴として使用頻度が高くなっているものであろう。また、各治療者によって治療点が異なることを示すものでもあろう。しかし、図16に見られるように使用頻度が高く、多くの人が用いている経穴は、頸、肩、腕の訴えのある部の代表的経穴である（肩井、天柱、風池、手三里、曲池、天窓、天髎、膏肓、腎兪）。そういう点で、訴えのある局所に対しての治療経穴の用い方にはかなりの共通性があると考えてよいであろう。したがって、全身的な状態に対する治療も含めて見ると治療経穴の用い方にかなりの差がありそうだが、主訴に対する局所の治療経穴としては共通性があると考えてよいであろう。

鍼の方法については、22の論文の中で、置鍼といわれ、数分間鍼を刺したままにしておく方法が10の論文で用いられ、また、鍼に低周波通電を行うものが9編で用いられていた。

併用療法については、ホットパック、超短波、マイクロウェーブ、パラフィン浴。これらはすべて温熱療法であり、最も高頻度に併用療法として用いられている。

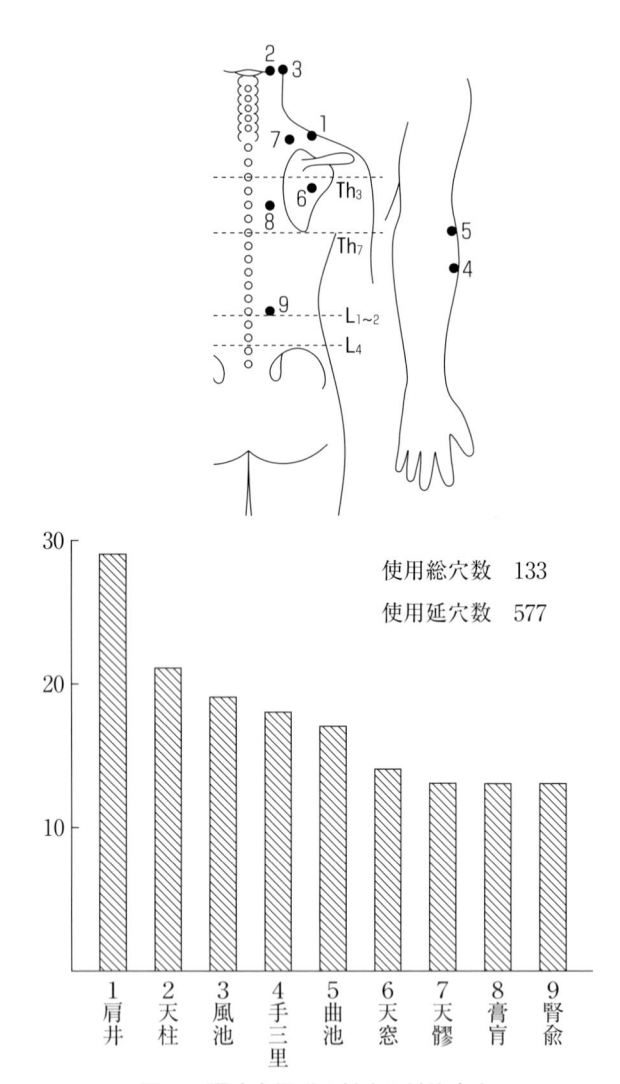

図16 頸腕症候群に対する鍼治療穴

使用総穴数　133
使用延穴数　577

1 肩井
2 天柱
3 風池
4 手三里
5 曲池
6 天窓
7 天髎
8 膏肓
9 腎兪

3) 症例の実際

ここに紹介するのは、20歳の銀行に勤める女性である。

銀行業務がコンピュータ化され、オンラインの端末キーを毎日打つというところから、頸、肩、腕に疲労が蓄積し、仕事を開始して6カ月後ほどから症状が出始めたものである。

経過、現症、治療法は図17−1、17−2に示した通りである。

治療経過は、主訴である頸、肩のこり感、腕のだるさと日常業務状態とを5段階評価した。

頸、肩のこり感、腕のだるさは、図17−1に見られるように、最初は「とてもつらい」状態であったが、2週間ほどの治療で「つらい」から「つらくはないが気になる」、そして「あるが気にならない」まで改善した。1カ月後には、ほとんど症状がなくなり、仕事も中程度にできる状態になったので、3カ月ほど様子を見て治療を一応終わりとした。

図17−2に見られるように、2月、3月と治療を中止していると、また前の状態となり、4月には「つらい」状態に戻ってしまった。そこで4月から、また治療を再開すると、5月、6月には症状はほとんど改善し、良い状態となり、仕事の程度も普通に近い程度にできるようになった。しかし、治療を中止すると症状が出るということで、週に1回程度の治療をなくすることができず、週に1回の治療と、仕事による疲労とがちょうどバランスしてしまったような状態にある。

4) 問題点

本症例の場合には、体型もなで肩で胸郭出口症候群を生じやすい状況にもある。頸腕症候群を生じやすい素因も大きいと考えられるが、高年齢になってからであれば、治療を日常生活の中の1つとして組み込むことで健康な生活が保持できるならば、それも1つのあり方かと思う。しかし、本症例はいまだ20歳代前半の、肉体的には最も旺盛な年代にあるわけであり、むしろ生涯の体力を蓄えるときであるから、週に1回、治療が必要という状態が長く続くことは好ましくない。治療法はこの段階においては、標治法のみが行われている。患者自身の体の力で日々の疲労を回復できるように、回復能力を高めることなどを考慮しての本治法としての治療が期待されるところである。この症例は、この時点で転職、転居し治療を終えている。

どうしても自分の力による疲労回復が困難なようであれば、仕事の量を減ずるか、転職なども考慮し、治療から自立できるようにしなければならないと考

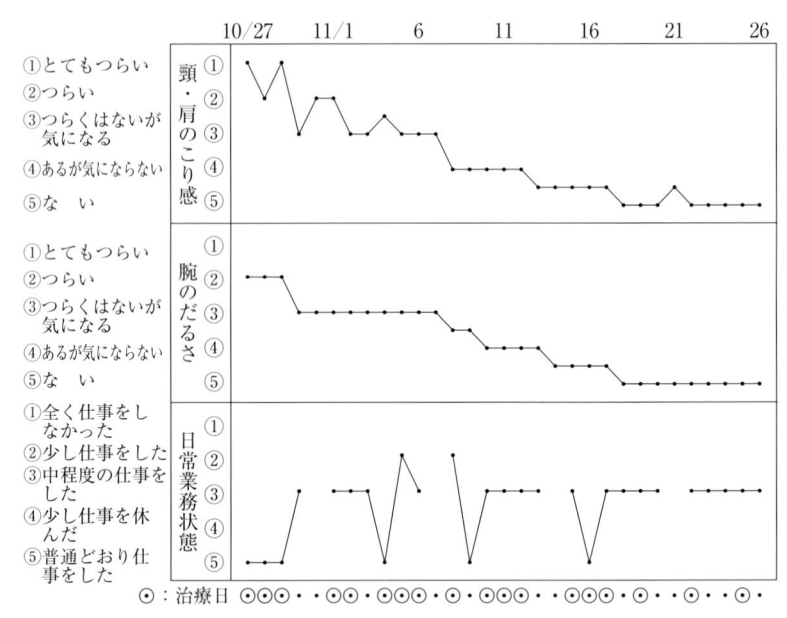

図17−1　頸腕症候群症例の治療経過1（症例　S. I.）

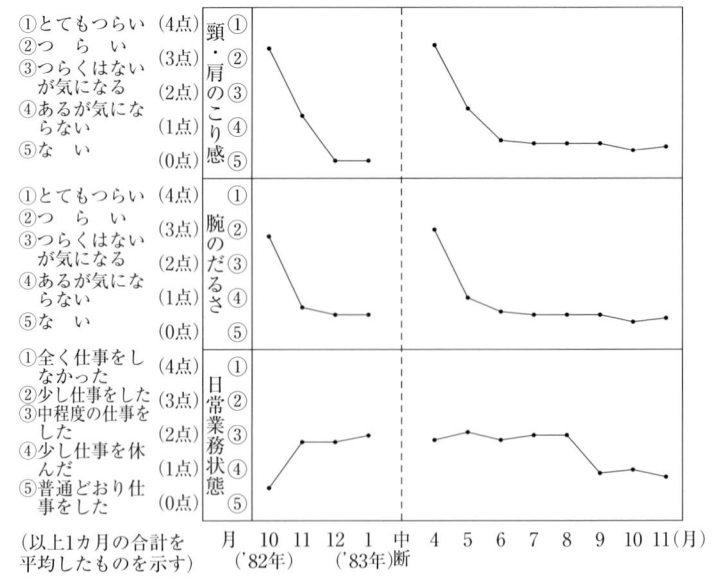

図17−2　頸腕症候群症例の治療経過2（症例　S. I.）

えている。

2-3-2　頸肩腕の痛み、しびれに対する治療の考え方

　頸肩腕の痛み、しびれを起こす疾患には、先にも見たように、頸椎骨軟骨症、頸椎椎間板ヘルニア、椎間孔狭窄症、後縦靱帯骨化症など、主たる病変そのものは鍼灸の治療によって改善するものではない。しかし、多くの症例において症状の改善は期待できる。

　鍼灸治療で期待することができるのは、
　①筋の過緊張の緩和
　②血液・リンパ循環不全の改善
　③鎮痛、などである。

　したがって、頸椎あるいは胸郭出口に病因があっても、その病因に筋の過緊張、循環不全などが加わって症状が出現している場合には、上記の①、②、③が治療直後効果として期待することができ、症状は改善する。直後効果で症状がほとんどなくなる程度であれば、たとえX線所見があっても、症状発現は、筋や循環の関わりが大きいものと考えられるので、鍼灸治療で改善が可能であろう。

　筋の過緊張や循環の不全も慢性化し、期間が長くなっていると、１回の治療ですべてが解決とはいかない。したがって、１回の治療で症状のすべては改善しないが、２回目、３回目と累積効果として改善していくケースでも、鍼灸の治療効果が期待できるであろう。

　訴えが天候等の気象条件により変動する症例については、全身的な体調の調整が重要である。特に腹部の治療が必要である。訴えが天候に支配されるときは、体液循環が関わりの大きい状態と考えられる。全身的に体液循環を整える治療が訴えの軽減に効果的である。腹腔内循環が全身の体液循環の中心的な役割をしているので、腹部の治療が大切ということである。水分、肓兪等を中心に腎機能を整えることが望ましい。

　注意しなければならないところは、１回の治療である程度の症状の改善はあるが、翌日にはまったく元にもどってしまう。あるいは、治療直後は少し良い

が徐々に進行しているというような場合である。脊柱管内に腫瘍があっての場合などは、できるだけ早い機会に発見されることが望ましいし、早いほど適切な対処も可能である。

　何か病気ということで鍼灸治療を受けている人達の5人のうち3人は、同時にどこかの医療機関で受療している。しかし、鍼灸師は専門家として、鍼灸医術のねらいが「未病治」といわれたように、患者の状態から検査が必要ではないかという疑問を感じたらできるだけ早期に、適切な検査を受けられるよう患者に助言していかなければならない。

　変形性頸椎症でX線所見もあり、痛み、しびれがあるとき、鍼灸は骨の病変を治すものではないけれども、生体に侵害となる刺激を与えずに治療可能な手段として第一選択される資格を有するであろう。鍼灸治療を行ったうえで、改善できない症状がどの程度残るかによって次の対策を考えても決して遅くはない。

　必要な検査は早くし、患者の正確な状態把握が不可欠である。また、鍼灸は人体に害とならない治療手段として、その効果のほどをまず試みられてよいものである。鍼灸治療の効果によって、その患者における筋の緊張や循環不全が症状にかかわっている状態を知ることもできる。

2-3-3　頸肩腕の痛み、しびれに対する治療の基本

　ここでは、症例の最も多い頸椎椎間板症と斜角筋症候群について述べる。

2-4　頸椎椎間板症

　頸腕症候群の半数以上を占める重要な疾患である。

　頸椎椎間板症とは、椎間板の脱出による脊髄神経、ときには頸髄を刺激して種々の神経症状を呈するものを指すが、それのみでなく、髄核の石灰化したものや変形性脊椎症などによる贅骨が椎間孔に生じ、脊髄神経を刺激しているものも含める。

　頸椎椎間板症は徐々に発生し、患者はいつ発生したかわからない。50歳前後に多い。

頸椎椎間板症の発生部位は第5・第6頸椎間が50％、第6・第7頸椎間が40％前後、第4・第5頸椎間が10％前後である。

2-4-1　症状

項、頸、肩の痛み、手指のしびれを訴えるものが圧倒的に多い。多くは右もしくは左の片側に出現するが、ときどき両側に現れることもある。

1)　痛み

後頸部、項、頸、肩の痛みを初発症状とするものが全体の60〜70％である。上肢に波及するもの、胸部に狭心症様の痛みをもって始まるものもある。

後頸部の痛みは第2・3頸椎部の刺激症状である。

疼痛は多くは持続性である。

疼痛の程度はそれほど強くないのが普通である。

2)　しびれ感

しびれ感を初発症状とするもの、全体の1/3。

しびれは手指に訴えるものが70％ほどであるが、ときには上腕から手指に現れ、手指のしびれは手掌に強い。

3)　知覚鈍麻

侵されている神経高位を推定できるので重要である。知覚鈍麻は椎間板症のほとんど全数に見られる（**表10**）。

4)　運動障害

運動障害を主訴として来院するものはほとんどない。しかし、手指の巧緻運動の障害、あるいは手指のこわばりを示すものは少なくない。

上肢の粗大力の低下をみることもある。

表10　知覚鈍麻と神経高位

2・3頸椎間	（3頸神経）	頸の周囲
3・4頸椎間	（4頸神経）	鎖骨の範囲
4・5頸椎間	（5頸神経）	上腕から前腕の外側
5・6頸椎間	（6頸神経）	橈骨神経の支配域で母指の知覚を検査すればよいが、最も正確に検査するには母指と示指の股のところで検査する。
6・7頸椎間	（7頸神経）	正中神経の支配域で、中指の爪部で検査する。
7・1胸椎間	（8頸神経）	尺骨神経の支配域で、小指の爪部で検査する。

5）　理学的検査

　理学的検査により、神経根の刺激症状のありなし、斜角筋症候のありなしを明らかにし、治療の方針を決める。

2-4-2　治療の考え方と方法

1）　標治法

　症状、理学的検査により、どの頸神経が障害を受けているかを明らかにすることが最も大切なことである。X線所見よりも症状を優先させて考える。

　治療のねらいは、①障害を受けていると推定される神経根部、②障害を受けていると推定される神経経路の2つである。上記の2つをできるだけ正確に部位を定め治療点を決める。

　障害の神経根部が、第6頸神経の場合は末梢では主として橈骨神経経路に症状が現れることが多い。第7頸神経では正中神経に、第8頸神経では尺骨神経にそれぞれ現れやすい。末梢神経経路の代表的治療点は、橈骨神経は合谷、正中神経は郄門、尺骨神経は神門などである。

　第5頸神経が傷害されると斜角筋の緊張を高めるので、斜角筋刺激症状を併発する。斜角筋に対する治療が必要となる。上記の①、②の治療点に対し刺鍼

し、筋の過緊張を解き、血液循環を良くするよう治療する。

刺鍼は神経をねらい、その部まで差し込むことが基本である。傷害されるのは片側が多いので、患側を上にした側臥位をとる。

鍼は置鍼を行うのもよいが、低周波鍼通電療法が効果的である。神経過敏な症例は置鍼の方がよい。神経根部の刺鍼は、特に十分な注意が必要である。刺鍼練習を十分に行い、安全に正確に刺鍼できるよう練習する。低周波鍼通電療法の場合には、ねらい通りの神経に近く刺鍼できているかは、通電することにより神経支配下の筋に収縮が起きるかどうかで確かめができる。通電しない場合でも、刺鍼時の鍼のひびき感が症状のある部に生ずるかどうかで確かめができる。

2) 本治法

標治法の効果を確認した上で本治法を行う。初心者はそれぞれの標治法の効果を確認するという意味で特に大切なことであり、よほど経験を積み十分な自信のある場合を除いては、常に1つ1つを確認しながらより正確に現状を把握することが大切なことである。

● **本治法－1**

本治法の部で書いた栄養素の取り込み、排泄、体液循環、活動と休息のリズムの4つに対しての治療を行うが、このなかでも特に、気象条件の変化が症状の状態を左右している患者は、体液循環が症状に関わることが多い。このときは腹部の治療が特に大切である。

腹腔内循環を良くすることである。臍を中心として皮下脂肪の下でしこりを触知することが多いが、肝臓に対する治療から始め、しこりの周囲に対し治療し、しこりがやや柔らかくなるようにする。坐位で外関に**本治法－2**を1分間ほど行った後に**本治法－1**を行う方が効果的である。このときの**本治法－2**は本来の目的のものではなく、これから行う**本治法－1**を効果的にするためのものである。**本治法－2**は、自律神経機能状態を高めてくれるので局所に対する反応が良くなるわけである。またこのことは、**本治法－2**を目的として行うときには予め標治法、**本治法－1**を行って全身の機能障害状態を改善しておいて

から行う方が効果的であるということである。

● **本治法－2**

本治法－2は、全身的に自律神経機能の働きを高めてくれるので、それぞれの場面で必要に応じて活用することである。

本治法－2は、安静時心拍数が70拍以上ある場合は、臥位と坐位の両方で行う。60拍程度のときは坐位時のみでよい。

自律神経機能状態を高めるのは坐位時の方が効果的である。それは坐位時には、生体は自律神経機能を高めようとしている。したがって、機能が高まりやすいわけである。そこで**本治法－2**の基本は坐位時である。しかし、症状のある状態で反応を起こすことが大切であるところから、安静時心拍数が高いときには臥位時でのものが必要となる。

2-5 斜角筋症候群

斜角筋症候群は、斜角筋により血管、神経が圧迫されて生ずる。

斜角筋を支配する頸神経の障害によるものを二次性斜角筋症候群、それ以外のものを一次性斜角筋症候群という。

20代、30代に多い。30歳前後が好発年齢であり、多くは片側性である。

2-5-1 症状

初発症状は、疼痛、しびれ感。

疼痛は項、頸、肩から上肢に放散し、持続性の鈍痛である。

しびれ感は、前腕から手指。

知覚鈍麻は、尺骨神経領域が80％。

2-5-2 理学的検査

胸郭出口症候群についての下記検査を行い、頸肋、肋鎖症候群を鑑別し治療の方針を決める。

①アドソンテスト：橈骨動脈の拍動の減弱か消失は、神経血管束の血管構成部が斜角筋群や鎖骨下筋あるいは頸肋の存在により圧迫されているためと思わ

れる。また、上肢の感覚異常や神経根症には神経血管束の神経構成部の圧迫の疑いがある。

②肋鎖テスト：橈骨動脈の拍動の減弱か消失は、神経血管束の血管構成部の圧迫により鎖骨と第1肋骨間が狭くなっているために起こるものである。また、上肢の感覚異常や神経根症は神経血管束の神経構成部に圧迫があることを示唆する。

③ライトテスト（過外転テスト）：橈骨動脈の減弱か消失は、小胸筋か烏口突起による腋窩動脈の圧迫を示唆する。

④牽引テスト：脈拍の減弱および消失は、そのまますぐ診断に結びつかない。もう一方の上肢に同じテストを繰り返す。変化の認められた上肢に頸肋の存在を示唆する。

2-5-3　斜角筋症候群とその治療

1)　治療の考え方と方法

「標治法」
①障害を受けている部のねらいは斜角筋である。
②障害を受けていると推定される神経経路を対象とする。

②の神経経路では、尺骨神経が障害を受けることが多い。対策は頸椎椎間板症と同様である。

①の斜角筋に対する治療がここで重要な課題である。

斜角筋に対する治療では、刺鍼部位が鎖骨上窩であるから特に刺鍼時には肺尖部との関わりで気胸に対する配慮を忘れずに安全な刺鍼法を身に付ける。

「本治法」：本治法－1、本治法－2

頸椎椎間板症と同様に体液循環が重要である。しかし、斜角筋の緊張をどのように軽減するかを考えるとき、症例でも示されているように、斜角筋の活動と休息のリズムを回復できるかにある。その点で、生活のあり方、仕事、体操など、総合的な対策が必要となる。本治法の役割が大きい。

○ 併用する療法

腰痛とほぼ同様であるが、家庭で行うことのできる療法のもつ意味が大きくなる。

○ 患者自身でできること、家庭でできること

頸肩腕痛を積極的に改善するための頸と上肢の体操や全身運動を行わなければならない。活動と休息のリズムをどのようにとったら筋の緊張が解けなくなる状態を防げるかを考え検討する。

○ 医学的検査・管理の必要性の有無

慢性的なものは、その状態を明確にしておくことが大切である。特に、徐々に増悪の傾向にあるような場合は、直ちに医学的な検査を必要とする。

○ 生活習慣・環境の点検と生活リズムの改善

器質的障害がなく、慢性的な頸肩腕痛を繰り返す場合は、生活習慣のどこかに頸部の筋に過労を強制するような場面があることが多い。特に問題となるのは、緊張を持続させることである。同じ姿勢を続ける、しかも、不自然な姿勢を続けるというのは、最も障害を作りやすいところである。そのような場面を生活の中から除くことができない場合は、できるだけ時間を短く断続して、緊張を持続させないようにする。

○ 治療計画

1回の治療によりどの程度の効果の持続があるかを確認し、まずは頸肩腕痛の改善を目的に効果の期待できる日数を単位として治療を続け、頸肩腕痛の改善を図る。これにより症状を改善できる場合と、改善はできたが1～2週間に一度の治療を行う必要のある場合、また、予防として数週に一度治療すればよい場合などがある。

週に1～2回の維持療法としての治療が必要な場合は、状況により維持療法としての治療を行うことがよいのか他の方法をとった方がよいのか判断しなければならない。

3. 背痛

　機械技術の発達による運動不足が招いている訴えの1つである。内臓等からの関わりのない、運動不足によるものが良い適応である。

　直後効果を期待できるが、大切なことは、生活のなかに背部の筋緊張を招く原因があるので、よく問診し、生活指導、運動の指導を同時に行う。そうしないと、治療を受けたときはよいけれども、またすぐ元に戻ってしまうということで、信頼を失う。患者によく状況を説明し、鍼灸治療がどのように関わるのかを理解させることが大切である。

　診察、治療とも腰痛に準じて行う。

4. 運動痛

4-1　運動痛の診察

　運動時に痛みを訴えるケースは、運動後の筋肉痛からリウマチ、多くの関節疾患、癌の転移など、数多い。病名を診断するのは、医師の業務である。治療者としては、痛みを起こしているのがおよそどの組織であり、炎症性か非炎症性か、どのような疾患が予想でき医学的検査の必要があるかどうかを判別する。

4-1-1　筋痛

　運動後の筋肉痛は、問診により原因も明らかであり、診察にほとんど困難はないが、単純な筋肉痛か肉離れ等の何らかの外傷を伴っているかどうかを判断する。外傷を伴う場合には、特定の運動で厳しい痛みを起こすことと外傷部に圧痛がありおさえると痛みを伴うしこりを触れる。

　患者に心当たりのない筋肉の痛みは、要注意である。

　腱鞘炎による痛みは、痛みが腱鞘の部位にあること、ある運動で突然というよりも普段の使い過ぎによる運動障害によることが多いこと、痛み方、圧痛、

しこりが触れるなどは、外傷時のものと同様である。

4-1-2 関節痛

　①炎症性関節疾患による痛み：関節局所に熱感、腫脹、発赤、安静時痛などがあるが、これらは炎症の強さの程度により異なる。捻挫、関節リウマチ、肩関節周囲炎（五十肩）などが治療の対象になりやすい代表的なものである。

　②非炎症性関節疾患による痛み：変形性関節症が代表的なものである。関節症という病名であるが、軽度の炎症所見があり、関節局所の状態は必ずしも関節炎と判別しやすいものではない。運動開始時に痛み、少しすると軽快し、疲労してくるとまた痛み出すのが特徴である。

　関節痛としては、鍼灸治療の対象として遭遇しやすい疾患、変形性関節症、五十肩、捻挫、関節リウマチなどを取り上げ鍼灸治療を述べる。

4-1-3 神経の痛み

　神経経路に沿って痛む。神経痛、神経炎が代表的なものである。
　①神経痛の痛みは電撃様で、圧痛点のあるのが特徴である。
　②神経炎の場合は、痛み以外に神経障害の症状が生ずる。

4-1-4 関連痛としての痛み

　痛みを感じる局所には、ほとんど異常所見らしいものはないが、知覚過敏を伴うことが多い。

4-1-5 医学的検査の必要性の有無

　①医学的検査の必要がないもの：運動の結果の単純な筋肉痛
　②経過をみて医学的検査を受けてもよいもの：軽症と見られる腱鞘炎や変形性関節症
　③上記以外：医学的検査を進める

5. 変形性関節症

　変形性関節症（OA）は、関節軟骨の退行変性による疾患である。変形性膝関節症が最も多いので代表として述べる。他の変形性関節症についてはこれに準じて行う。

　変形性膝関節症とは、全身の退行性変化の部分現象として関節軟骨が退行性変化をきたし、これと荷重、関節運動などの機械的刺激が作用し、関節変形と機能障害を発生する。

　変形性膝関節症は、その臨床症状の特徴から、問診でほとんど判断が可能である。したがって、臨床症状の理解が大切である。

　好発年齢は50歳以上の女性である。55～64歳の人々では40％に見られる。

　変形性膝関節症の発症には一次性と二次性がある。

　二次性関節症は原因疾患による。一次性関節症は、老化による関節軟骨の退行性変化と荷重によるものである。

　一次性のものは退行性変化であるから、刺激に対する反応性は高くない。したがって、刺激量への配慮はそれほど問題にしなくてもよい。

5-1　主な症状

　①疼痛：運動開始時痛と歩行時痛があり、歩行時痛は初期では60％、内側関節裂隙に狭小化があるものでは80％、階段の昇降時痛は初期で60％程度。平地での歩行時痛は少なく、温熱による疼痛軽減傾向がある。

　②正坐の不自由：正坐時痛は初期でも60～70％、正坐不能は初期でも40％。

　③大腿四頭筋の萎縮：内側広筋に強い。膝伸展位を保持する力は健常者の半分程度となる。

　④関節腫脹、関節水腫：関節水腫の著明なものは、初期でも30％、全体では

　⑤圧痛：内側関節裂隙付近に最も多く、圧痛のあるものが90％

　⑥運動制限：屈曲拘縮の見られるものは初期で40％

⑦関節変形：90％以上が内反変形
⑧歩行時の側方動揺性：内側に狭小化のあるものでは75％にみられる。動的安定性が悪いと歩行時痛が著しい。歩行時痛は下肢のアライメントおよび安定性に、正坐時痛は可動域および滑膜の炎症に、階段の昇降時痛は膝蓋・大腿部病変、大腿四頭筋の筋力と屈曲位での膝の安定性にそれぞれ関係する。

5-2　X線所見と病理変化

5-2-1　X線所見

①関節裂隙の狭小化
②骨棘形成
③骨硬化像と骨萎縮像

5-2-2　病理変化

①関節軟骨の退行性変化
②関節辺縁、靭帯付着部の骨棘形成
③骨稜の肥厚と増殖、部分的な萎縮
④膿腫形成
⑤滑膜の肥厚と増殖

5-3　変形性膝関節症に対する鍼灸治療

1)　治療に必要な条件
膝関節の局所症状を改善できるかである。

2)　一般的注意事項
①関節軟骨の退行変化は10歳頃からすでに始まるといわれる。関節軟骨の栄養状態を良くするよう適度な運動をするとともに、正常なアライメントの維持ができるよう歩行姿勢のトレイニングをする。予防が何よりである。
②すでに発症している人には、歩行アライメントを良くするための足板の工

夫、関節軟骨の血液循環を良くするために仰臥位での膝関節屈曲運動を1日に数回行わせる。膝をいっぱいに曲げることがコツである。

　下肢に負荷をかけずに全身運動をできるという点で、水泳が最も望ましい。体重の増加が大きな症状増悪への要因となるので、膝に負担を増やさずに全身の運動量を確保するには、上手に泳げなくとも、水のなかで歩くことで目的を達成できるので勧めたい運動である。

　③大腿四頭筋の筋力強化を行う。

　④座っていて立ち上がる、歩き始める、階段を昇降するなど、新しい動きを始める前に体重をかけない状態で膝に運動を数回予習させ動き始めると、痛みが軽くすむ。

3) 疾患の特徴からみた治療のねらいと注意事項

　①下肢のアライメントの維持：下肢は日常生活で体重負荷の大きい部位である。歩行時のアライメントの維持を図る。特に関節の痛みは、反射的に屈筋の拘縮、伸筋の萎縮を招くので、膝を正しく伸ばして歩くことを患者自身が努力できるよう指導が必要である。膝を伸ばすには、腰を伸ばし頸を伸ばすことが肝要である。

　②老化による退行性変化が基調にあるので、負荷を多くせずに罹患関節の運動を維持する工夫をする。そのことが関節の血液循環を良くし症状の改善につながる。

　③ハムストリングの緊張緩和と大腿四頭筋の筋力強化

　④ウェイトコントロール

　⑤良い体調の維持

4) 病態に対する治療の可能性の考え方

　①関節周囲の筋、軟部組織の過緊張を緩め、関節裂隙を緩やかにし、痛みの軽減を図る。関節周囲の圧痛、硬結に対する処置を施す。

　②関節軟骨には神経、血管はないので、主として関節滑液により栄養される。滑液は滑膜から分泌されるので滑膜の状態を良くしておくことにねらいがあ

る。変形性関節症に対する治療の第一のねらいは滑膜におくべきであろう。
周囲の筋の過緊張などの緩和が血液循環の改善につながるものと考える。

5) 治療部位の考え方
①局所として膝関節周囲
②直接関連の部位として大腿部
③姿勢からくる関連の部位として腰部、腹部
④全身状態を対象としての部

6) 治療の基本
本疾患は、組織、器官に器質的な障害を何らかの程度においてもっている。その障害が症状発現の原因ではあるが、しかし、決定的因子ではない。周辺の状況を良い状態に保つことによって、臨床的に症状を緩解させることが可能な場合が多い。そのような目的での保存療法は、医学的に意義の高いことである。
治療は、炎症がある場合には、配慮しつつ、①軟部組織の過緊張緩和、②血液などの循環改善、③関節可動性の維持、④筋力保持を目的とする。

● 軟部組織の過緊張緩和の治療
軟部組織の過緊張緩和は、本治療の効果の中心の1つであるが、神経反射により期待できる部分と機械的刺激による直接的効果による部分とがある。
神経反射によるものは、快刺激が効果的であり、機械的刺激の直接的効果は、軟部組織を引き伸ばす、また圧迫する刺激が効果的である。
治療の方法は、何らかの関わりのある遠隔部から治療を始め、緊張している軟部組織の周辺そして緊張している器官そのものへと治療する。緊張している組織器官に必要以上の刺激を与えず無理なく治療するには、このような順序が望ましい。

● 血液などの循環改善の治療
血液などの循環改善の治療は、運動の部をリズミカルに動かすことが基本である。静脈系、リンパ系に対しては、流れの方向に向かって機械的刺激を与え

る。動脈系に対しては、血液を流す力は心臓の拍出力にあるから、流れの方向を助けるよりも血管拍動のリズムに働きかけるように間欠的圧刺激が望ましい。また、種々の体位血管反射などの活用も効果的と考えられる。

腹部については、按腹として種々の術式が伝えられているが、基本は門脈という毛細管から始まり毛細管に終わる特殊な循環系があり、循環不全を起こしやすい状態にあるので、肝臓に対する治療から始め、関わりのある遠隔部、周辺の治療を十分にし、押し流すのでなく、自然に吸い込まれるように改善できることが望ましく、局所に決して強い力で治療してはならない。

● **関節可動性の維持**

関節可動性の維持は、関節をその可動域いっぱいに動かすことにある。このための運動には、関節に負荷をかけずに動かすのが望ましい。関節を構成する軟部組織の緊張を緩めるのにモビリゼーションなども有効である。

● **筋力保持**

最大筋力の2/3程度の筋運動を行わせる。

標治法：筋緊張、硬結、圧痛については持続的な刺激を用い直接治療を加える。

本治法：全身状態を整えることを目的とした治療は、背部などの筋緊張は直接治療するが、自律神経機能を整えることを目的としての治療は、坐位、呼気時に皮膚、皮下組織を対象に短時間の軽刺激を用いる（**本治法－2**）。

7) **鍼灸療法**

鍼灸治療のための診察

1．**局所の診察**

　①熱感：程度と範囲

　②腫脹：範囲、滑液の貯留か浮腫か

　③痛み：自発痛の有無

　　　　　運動痛の程度、動き始め、階段昇降、正坐

　④関節屈曲拘縮の状態

　⑤側方動揺性

⑥圧痛、硬結の部位と程度
　⑦筋緊張と萎縮
２．関連部位としての腰部、腹部の診察
　①痛み
　②筋の緊張
　③頸部の姿勢
３．全身状態の診察
　①脈：数、祖脈
　②腹証：特に臍周囲の圧痛
　③肩甲間部の筋緊張、圧痛
　④その他の症状

● 標治法
　①関節局所、大腿部に対して
　・関節包、特に滑膜の血液循環を良くするよう、硬結、圧痛を対象に治療する。臥位で硬結、圧痛まで刺入する。関節腔内への刺激はしないこと。関節包の周辺で止める。関節腔内への刺激は、低出力レーザー治療を用いることが効果的である。
　・ハムストリング、大腿四頭筋に対する刺鍼。
　・低周波鍼通電療法は、痛みが最も出やすい内側関節裂隙と、血海など関節包周辺部を結んでのパルス、1 Hz、15分。大腿四頭筋、ハムストリングにも緊張緩和、血液循環を良くする目的でパルスを行える。
　・関節周囲の硬結、圧痛部を選び施灸する。
代表的な部位は、内側関節裂隙、内・外膝眼、血海、梁丘、膝蓋骨周囲など、3、4カ所とし、小灸を3壮とする。1週間に5日すえる。
　②腰部、腹部の筋に対して：緊張を除き、血液の循環を良くするために刺鍼する。

● 本治法
　①肩甲間部の筋緊張に対して：緊張を除き、血液の循環を良くするために刺

鍼する。

　②腹証に対して：それぞれの腹証に対し刺鍼する。腹腔内循環不全を思わせる臍周囲のしこりがあるときは肝臓に対する刺鍼から始め、しこりの周囲に刺鍼し、しこりの部は刺し貫かない。体位は臥位。

　③**本治法－2**：外関への浅刺・呼気時・坐位の刺鍼、10呼吸回分。

8) 関節腔内刺鍼の是非について

　関節腔内の刺鍼は従来行われてきた。しかし、感染の可能性を考慮して否定的な意見が多い。関節軟骨には、神経、血管がないので、特に意図がない限り刺鍼する場ではない。このことは重要なことである。

○　併用する療法
　温熱療法を併用することが多い。
○　患者自身でできること、家庭でできること
　①現状を受け入れ、少しでも快適に過ごせる工夫をする心がけが必要である。
　②下肢の関節については、特に体重のコントロールが大切である。
　③体中の関節を1日に一度は動かすよう適度な体操を行う。
○　患者管理の問題点
　①炎症の程度が強いときには、局所の安静を保たせるよう注意する。
　②50歳代以上の女性が対象になることが多いので骨折などの注意が必要である。
　③生活習慣病の高血圧、心臓病などのあるときには、治療に十分な注意が必要である。
○　医学的管理の必要性の有無
　炎症が強い場合は、医療機関を受療させる。
○　治療計画
　①急性症状改善のための治療計画：治療による直後効果の持続期間により間隔を決め、順に間隔を延ばすようにして行く。
　②急性症状改善の後の維持療法としての治療計画は、病変を抱えながら日常生活を少しでも良好に保つために重要な意味をもっている。

6. 五十肩

　五十肩は、四十肩、五十腕、四十腕などともいわれ、中年をすぎた人に発症する肩の慢性の疼痛と運動障害を主症状とする病気である。発生は40歳以上に多く、50～60歳が圧倒的である。男女の差は特にない。病変は、関節自体よりも周囲組織にあることが多いところから、肩関節周囲炎と呼ばれる。

6-1　原因、病変

　主なものは、以下のとおりである。これらの病変局所をいかに正確に捉えるかが標治法の治療成績に関わる。
　①棘上筋、棘下筋などの上腕骨大結節への付着部の変性
　②棘上筋、棘下筋などの付着腱の石灰化と石灰化粘液包炎
　③上腕二頭筋腱鞘炎
　④肩関節包炎
　⑤上肢外傷後の交感神経障害

6-2　症状

　①肩関節は外見的に何らの変化もない。
　②運動制限：肩関節内転、肩関節の内旋と内転などが主で、痛みの特徴は特定方向に強い痛みを訴えることと、運動痛は朝起きたときに強く、少し動かすとやや軽減し、疲労するとまた強くなってくる。
　③放散痛：急性期には上腕から前腕にかけ放散痛がある。
　④圧痛点：棘下窩の中央、天宗の部に強い圧痛が現れる（肩甲上神経）。
　⑤自発痛：多くはだるい感じ程度の場合が多い。
　⑥夜間痛：急性期には夜間痛があり、それにより目覚めてしまうこともある。

● 痛期の分類
　①疼痛性筋痙縮期：コッドマンの検査
　②筋性拘縮期

6-3 診察の仕方

①局所の症状として：運動制限、筋緊張、圧痛、血液循環の状態等を診察する。
②全身状態として：体力の状態、刺激に対する反応性を見る。

6-4 治療

1) 治療の考え方

疼痛の緩解と運動制限の改善を図る。病変の部位を明らかにし、標治法は病変の改善、もしくは周囲の組織の緊張の緩和、血液循環の改善を図ることにより、訴えの軽減を行う。

疼痛性筋痙縮期においては、筋の拘縮を予防するための対処が必要である。また、筋性拘縮期には筋拘縮を改善させるための対策が必要である。

2) 鍼灸治療

● 標治法

五十肩の原因病変部に刺鍼できるようにする。肩関節周囲の、緊張の高まっている筋に刺激する。特に肩甲下筋への刺鍼は重要である。広背筋は関節部から離れているけれども、肩関節運動筋であるので、治療の対象にしなければならない。夜間痛のある患者では、腋窩で肩甲下筋の緊張に触れるので直接刺鍼し静かに雀啄して緊張を緩める。1分間程度の雀啄で、押手、刺手で緊張の緩むのがわかる。

低周波鍼通電療法は、肩関節は腕神経叢鎖骨上部の支配なので、C_4、C_5、C_6の部で圧痛の強い部、病変部、天宗等を刺鍼点として、1Hz、15分間の通電を行う。筋拘縮のない場合には、お風呂のなかなどで拘縮予防のための可動域を十分に動かす運動を行わせる。また、筋拘縮が生じている場合には可動域の回復を図る運動療法を行う。

● 本治法

本治法－1
①腹部：腹証に対する刺鍼

②肩甲間部：筋緊張を緩和させる刺鍼
　　　　　　10～15分間置鍼する。
③上・下肢：硬結、圧痛に対する刺鍼

本治法－2

外関への浅刺・呼気時・坐位の刺鍼、10呼吸回分

○　併用する療法

　温めることが苦痛を和らげる。入浴中に運動を十分行わせる。

○　患者自身でできること、家庭でできること

　患者自身が治そうと努力することが大切である。特に拘縮により関節可動域が制限を受けている場合、これを改善するためには患者自身の努力に負うところが大きい。

○　医学的管理の必要性の有無

　他の疾患との鑑別をきちんとしておく。

○　治療計画

　夜間痛などのある急性期には、週に2～3回の治療を行い、早期に苦痛の軽減を図る。自発痛もなく運動痛のみの段階では、週に一度程度とし、患者自身が行う運動療法を主とする。

7．炎症性関節痛

　炎症性の関節痛に対して鍼灸治療が第一選択されることはまずない。補助療法として行われると考えてよい。外傷、捻挫、関節炎、関節リウマチ、その他の関節炎などがある。

7-1　炎症性関節痛に対する診察

　炎症性関節痛の診断は、医師が行う。ここでは、関節の炎症がどのようなものであるかの見当をつけること、外傷や捻挫など原因が明確なものはよいとして、原因が明らかでなくいまだ診断がなされていないものには、医師の診察の

必要性があるかないかの検討をし対処する。ここでの診察の目的は、炎症の程度がどの程度であり、鍼灸治療にどのような適応があるかを判断する。

比較的治療対象になりやすい非炎症性関節痛に対して、炎症性の関節痛は治療対象になることは少ない。ここでは、炎症性の患部に対する対応を述べる。**本治法－1**、2としての適応は当然である。

1) 問診

関節の炎症が、いつ、どのようにして始まったか、経過がどうであるか等を問い、外傷、捻挫など、原因が明らかなものかそうでないかを判断する。

自発痛の程度、運動痛の状態について問い、炎症の強さの程度を知る。

2) 痛みの部位と発赤・腫脹の範囲

痛む関節がどこであるかは当然であるが、ここでは治療を決定するために、痛む関節の炎症の範囲を腫脹、熱感、発赤、圧痛により、見当をつける。
特に、炎症性の痛みとその他の痛みとを区別することが重要である。

3) 圧痛・硬結・筋緊張の分布と性質

①患部の関節およびその周囲：炎症の範囲内にある圧痛、硬結は、ごく軽い程度の治療対象である。それに対して、炎症範囲外にある圧痛、硬結、筋の緊張は、治療の主たる対象部位となる。よく診察する。

②患部以外の全身：全身状態を良くすることが関節の炎症を改善するのに意味がある。患部以外の部にどのように圧痛、硬結、筋の緊張等、治療対象とできる所見が分布しているかを明らかにし、体の状態を推察する。特に腹部の状態は、体の自律機能の良し悪しに関わりが大きく、回復力に関わるので重要である。

4) 自動・他動関節可動域

炎症、痛みの状態を正確に把握するのに、関節の痛みと動きの関係を知ることが大切である。日常生活における動作のなかには、動かす動作そのものが痛

みを起こし動きを悪くしていることが多い。そこで、力を出さなくても動かすことのできる状態での運動や、他動的に動かしてみて、関節部の障害の様子を正確に把握する。

5) 医学的検査・管理の必要性の有無

外傷や捻挫の軽症のもの以外は、医師の診察、管理を受けさせる。

7-2 炎症性関節痛に対する治療

炎症性関節痛の治療については、捻挫と関節リウマチに関して以下で触れる。

8．捻挫

8-1 捻挫に対する治療の考え方

捻挫局所の急性炎症期は、鍼灸治療の対象ではない。鍼灸治療は、全身が治療対象の場であり、捻挫の回復力を高める治療の対象とはなる。急性炎症期を過ぎれば、関節局所も治療の対象となる。捻挫をした関節は、症状が改善しても2、3年はサーモグラフィで観察すると血液循環が良くない所見を観察できる場合が多い。急性症状が改善しても、血液循環が十分でない状態を数年にわたり引きずっているようである。このようなときには、疲れてくると捻挫をした関節が一番先に痛くなるなどのことが起きる。したがって捻挫の急性症状が改善しても、しばらくは血液循環を回復させるための治療が必要なものと考えられる。このことは、捻挫の急性期は局所を冷やすが、亜急性期以降の温熱療法が大切であり、自然治癒力を高める**本治法－1**、2が期待を担えるものである。

8-2 捻挫に対する治療の実際

1) 標治法

①患部に対して：明らかに熱感を感じる程度に炎症がある場合は、患部の周囲で炎症部との間に軽い刺激（鍼は切皮程度）を与え、傷害の速やかな改善を

促す。熱感を感じない程度になったら関節構成組織に対して慎重に様子を見ながら、滲出物の吸収を促進するように行う。

②患部の周囲に対して：関節周囲は、痛みにより防衛反射として筋の緊張が高まる。また、関節痛はその関節の運動を行う筋の屈筋群の緊張を高め、伸筋群の緊張を低下させる。このような異常を生ずるので、これらに対する治療を行い、より良い状態を維持することが大切である。

筋緊張、硬結、圧痛に対し、これらを改善するとともに、血液、リンパの循環を良くするように治療する。

2) 本治法

本治法－1として、自律系機能を整える目的で胸腹部を、筋緊張など体性機能を整える目的で背部、腰部をそれぞれ治療する。

本治法－2として、外関への浅刺・呼気時・坐位の刺鍼、10呼吸回分を行う。

○ **併用する療法**

温熱療法を併用することが多い。急性炎症時には、冷やすことになる。なるべく早い時期に暖める療法に切り替えた方がよい。冷やすか暖めるかは、局所の熱感の状態によるが、判断に苦しむときはどちらか気持ちの良い方を選んでよい。

○ **患者自身でできること、家庭でできること**

罹患関節の安静保持について指導する。温熱療法については丹念に行わせる。

○ **医学的検査・管理の必要性の有無**

極軽症の場合を除いては、医学的検査を受けさせる。

○ **治療計画**

急性期に良い状態で回復させることが重要である。急性期に罹患関節周辺部の治療を中心に毎日1回程度行うことが望ましい。

9. 関節リウマチ

　炎症性の関節痛で治療の対象になることが最も多いのは、関節リウマチ（RA）であろう。痛みの代表的な疾患で患者数も多く、慢性化し長い経過をとるので鍼灸の治療対象になるケースも多い。

　関節リウマチは、従来、消炎鎮痛剤、抗リウマチ薬、ステロイドが使われてきた。近年ゲノム研究の成果から生物学的製剤が開発され、従来の薬では効果が十分でなかった症例にも成果が見られるようになり、関節リウマチ治療に明るい光が見えつつある。

　関節リウマチは、慢性の痛みを主訴とする典型的な疾患である。種々の訴えが多く、体調を崩しやすい疾患なので、関節に対する治療というよりも全身状態を整える意味で、治療対象としての意味が大きい。

9-1　関節リウマチに対する鍼灸臨床

　関節リウマチの患者は、刺激に対する反応性が過敏である。鍼灸治療は高度な技術と判断が求められる。数カ月かけて改善してきたものが、一度の刺激過剰な治療で悪化させてしまうこともある。また医師との連携が必要な典型的な疾患でもある。1回の治療に多くの刺激をしにくいので、毎日少しずつの治療が必要である。家庭でも行える灸療法が活用される。

　鍼灸は関節リウマチに対する基礎療法として有要性が高いと考える。

9-1-1　内科療法に併用した鍼灸療法

　内科薬物療法に鍼灸を併用し、全身状態の改善、ステロイド剤の離脱または節約を目的として15名（**表11**、P244）の患者について昭和47年（1972年）10月～48年（1973年）2月まで治療したものについて述べる。

1)　関節リウマチ患者の現症

　東洋医学的診査として、圧痛（圧痛計により3～5 kg圧で圧診し圧痛の生ず

る部)、硬結(1～1.5kg圧で皮下硬結—塊状、線状を触知することができる部)を中心に筑波大式OM調査表による証の決定、CMI、YG性格検査の所見を参考に治療法を総合的に決定し、治療の経過は問診および筑波大学型健康調査表によって追跡した。

　CMIの結果では、筋骨格系に多くの愁訴が出現している。これらは勝正孝[*]らの成績と一致している。

　図18は、代表的体表症候群である15例の患者の圧痛、硬結分布である。点の大きさは出現頻度を現している。関節局所よりも背腰部、胸腹部に共通したパターンとして出現することがわかった。これらの圧痛、硬結所見は、関節リウマチが結合組織系をおかす全身病として、多くの不定愁訴をもつが、それらの不定愁訴と対応するものであろう。

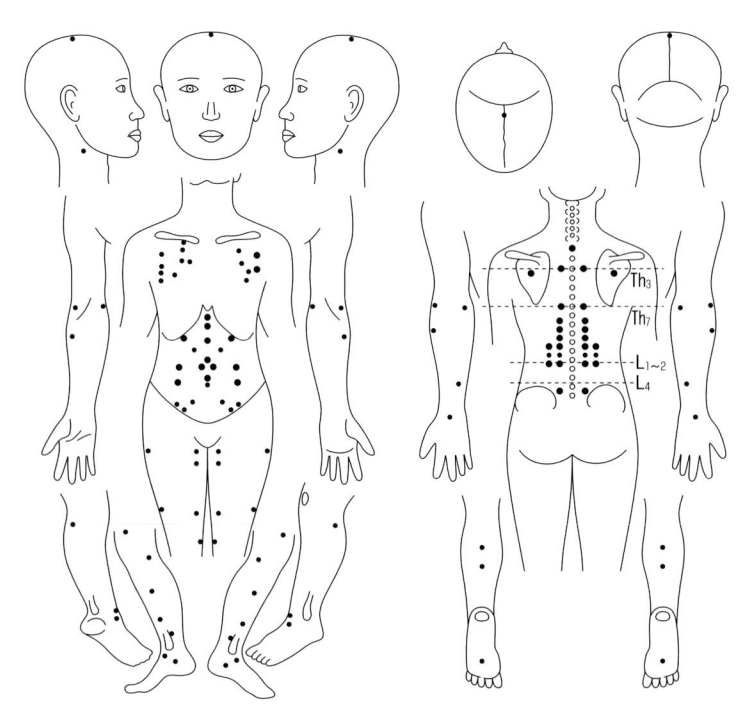

図18　RA（15例）の圧痛・硬結分布

[*]　勝正孝：リウマチ，8（4）：384～389，1968.

2) 関節リウマチの鍼灸療法

図19に15例の患者に用いた治療パターンと主要治療点を示した。

問診、圧痛、硬結、熱感などを主とした体表症候群に基づき決定した。

治療点の大きさは使用頻度を示している。

全身の緊張をやわらげ、頸、肩、背部のこりを改善する目的でホットパックを用い、鍼は銀鍼、40ミリ〜50ミリ鍼、2番18号（直径0.18mm）〜3番20号（直径0.20mm）鍼を用い、ひびき感（鍼感）を感ずる深さに刺入し、雀啄（タッピング）、置鍼をした。また、体力、気力の減退している患者には灸を併用した。

血沈が50mm／h以上の高度亢進を示す患者には、原則として関節局所には治療せずに体幹部のみに止めた。50mm／h以下の患者には、腫脹、痛みのある関節部に散鍼（1〜2mm刺入する）、灸を用いた。

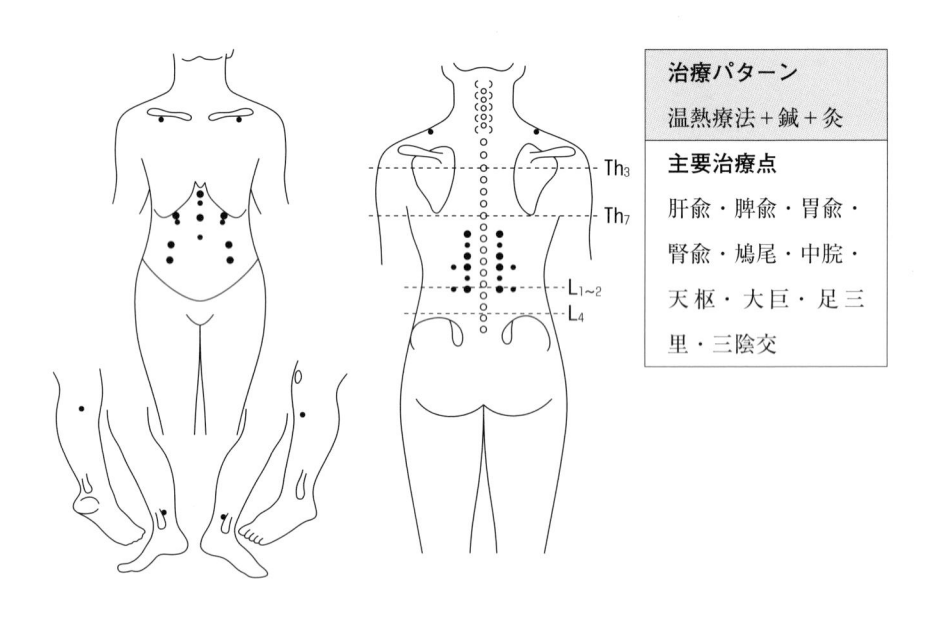

治療パターン
温熱療法＋鍼＋灸
主要治療点
肝兪・脾兪・胃兪・腎兪・鳩尾・中脘・天枢・大巨・足三里・三陰交

図19　RAの治療点

治療点は以下に示すように一致率が高かった。

胃兪：15例／15例	大巨：10例／15例
脾兪、腎兪、中脘：14例／15例	肝兪、三陰交：9例／15例
鳩尾、天枢：11例／15例	

本研究は著者が助手であった40年前に行われたものである。2番、3番という鍼が用いられているが、今は、01番、02番の鍼を用いている。

3) 治療成績および考察

図20は、治療3週間による自覚症状の変化である。著者らの作成による愁訴

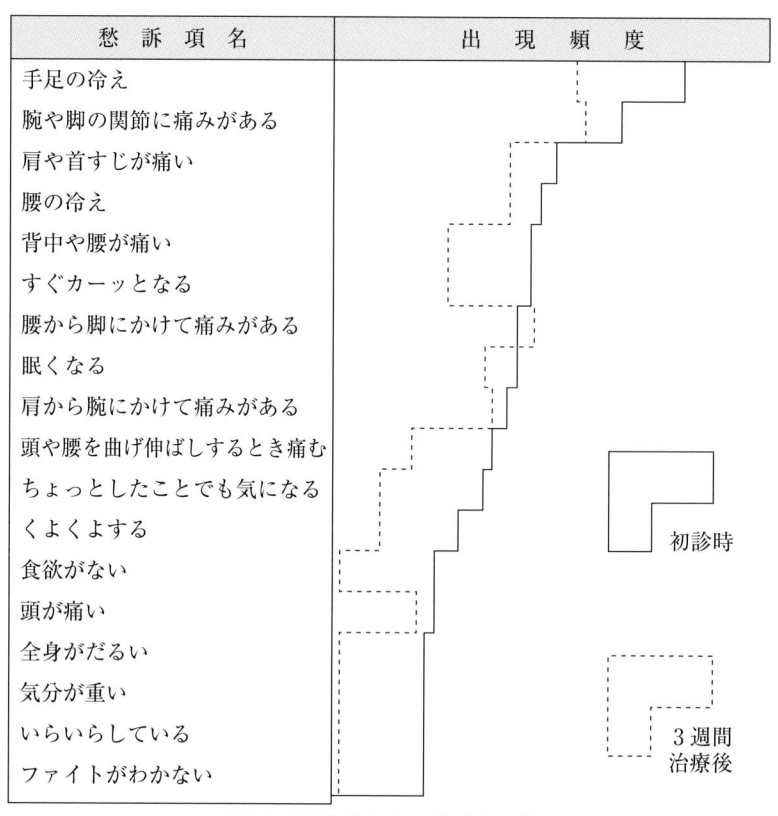

愁 訴 項 名	出 現 頻 度
手足の冷え	
腕や脚の関節に痛みがある	
肩や首すじが痛い	
腰の冷え	
背中や腰が痛い	
すぐカーッとなる	
腰から脚にかけて痛みがある	
眠くなる	
肩から腕にかけて痛みがある	
頭や腰を曲げ伸ばしするとき痛む	
ちょっとしたことでも気になる	
くよくよする	初診時
食欲がない	
頭が痛い	
全身がだるい	
気分が重い	3週間
いらいらしている	治療後
ファイトがわかない	

図20　RA患者の主な愁訴の変化

表により、毎日、自覚症状を患者に記録させたものである。

食欲がない、いらいらなどの精神的愁訴から改善されてきている。

圧痛、硬結は全体として1/2に減少しているが、中府、周栄、鳩尾、肺兪、少海などの経穴部は圧痛が消去されやすく、巨闕、天枢、肝兪、脾兪、三焦兪、腎兪などの経穴群においては消去率が低くなっている。後者は、慢性関節リウマチ患者においては特に固有な意味をもつ部位であることを示唆するものであろう。

表11に治療を開始してから4カ月後に全身状態の改善、ステロイド剤の離脱または節約という観点から、治療効果を判定した結果を示した。15例中11例に効果が認められた。RA試験（RAT）の改善も8例に見られた。

表12は、特に患者が鍼治療を受けて良くなったこととして訴えたものである。

表11　治療対象患者の治療効果

No	Stage	Class	RAT 前後	成　績	備　考
1	Ⅲ	Ⅱ	++	-	↘	
2	Ⅱ	Ⅱ	+++	++	→	歯根遺残
3	Ⅱ	Ⅰ	-	-	→	
4	Ⅲ	Ⅱ	±	-	↘	
5	Ⅳ	Ⅱ	++	++	→	粘液水腫
6	Ⅲ	Ⅱ	+	±	↘	
7	Ⅱ	Ⅰ	+++	++	↘	
8	Ⅲ	Ⅲ	++	-	↘	
9	Ⅱ	Ⅱ	+++	+++	→	自覚的には好転
10	Ⅱ	Ⅱ	-	-	↘	
11	Ⅳ	Ⅱ			↘	
12	Ⅱ	Ⅱ	-	-	↘	
13	Ⅲ	Ⅱ	+	+	↘	
14	Ⅳ	Ⅰ	+	±	↘	
15	Ⅲ	Ⅲ	±	-	↘	

↘好転　　→変化なし

表12　治療を受けてよくなったこと

①全身が軽くなった
②食欲が出た
③疲れなくなった
④全身の痛みが軽減した
⑤朝、元気よく起きられる
⑥元気が出た
⑦意欲が出た
⑧体の冷えが良くなった

　以上の成績は、薬物療法との併用であるから、この改善がすべて鍼灸によるものと考えることはできない。また、鍼灸に積極的な抗炎症作用、リウマチ活性抑制作用があるかどうか不明である。しかし、成績に見られるように、薬物療法にプラスした鍼灸療法による不定愁訴の改善、表12に見られる全身状態の改善は、少なくともリウマチ治療に重要な基礎療法の目的の1つである全身状態の改善が、鍼灸により、より良くなされていると考えられるのではなかろうか。

9-1-2　金療法に併用した灸療法

　鍼灸に確かなリウマチ活性抑制作用が確認されない以上、活動性のリウマチに対しては当然、抑制を目的とした療法を行わなければならない。従来、金療法がこの目的の薬物として高く評価されている。しかし金療法も、効果を認められる反面、皮疹、口内炎、タンパク尿などの副作用が強く、用いにくい面がある。
　そこで著者らは、古来、皮疹に灸が用いられてきたことを応用し、灸により金療法の副作用、特に皮疹を予防し、金剤の使用量を多くし、リウマチの活動性を抑制することを目的として実施した。

1）　対象および治療の期間

　治療期間は昭和48年10月〜49年3月までの5カ月間である。治療対象患者は、

表13 灸治療対象患者（RA）

No	氏名	性	年齢	罹病年数	Stage	Class	RAT	CRP	赤沈（1時間値）	TP	γ-gl	CMI 深町	CMI 阿部	YG	MAS	薬物 金剤	薬物 ST剤	金中血量	タイプ
①	岩○婦○	女	51	0.5	I	1	−	−	14	8.4	1.65	準正常	自律神経失調症型	−	−	有	有	−	A
②	飯○富	女	59	10	Ⅲ	3	±	4+	140	7.8	2.52	神経症	心身症型	A″	Ⅲ	無	有	20	B
③	石○き○	女	54	5	Ⅲ	2	±	+	74	8.2	1.73	神経症的	自律神経失調症型	C′	Ⅲ	有	無	30	B
④	織○節○	女	54	26	Ⅲ	4	3+	3+	104	7.2	1.35	準正常	神経症型	A	Ⅲ	有	無	310	C
5	門○郁○	女	40	2	Ⅱ	2	2+	−	16	6.4	1.66	神経症的	心身症型	C	Ⅲ	有	有	140	C
6	北○き○	女	60	16	Ⅳ	4	3+	+	150	7.4	1.89	−	−	−	−	有	有	50	C(D)
7	黒○裕○	女	59	4	Ⅱ	2	2+	2+	88	7.7	1.28	神経症的	自律神経失調症型	A″	Ⅲ	有	有		
8	斉○ト○	女	60	8	Ⅱ	2	+	+	20	7.0	1.50	〃	神経症型	AE	Ⅲ	有	無	250	B
9	佐々○タ○	女	55	4	Ⅲ	2	−	±	49	8.2	1.32	〃	〃	AD	Ⅲ	有	無	220	A
⑩	沢○ユ○	女	52	3	Ⅱ	2	−	−	8	7.0	2.24	神経症	心身症型	AE	Ⅰ	有	有	130	A
11	鈴○あ○○	女	59	9	Ⅳ	3	3+	3+	96	8.8	1.36	神経症的	〃	−	Ⅴ	有	無	110	C
⑫	田○ハ○○	女	51	2	Ⅱ	3	−	−	20	7.4	1.52	〃	自律神経失調症型	A′	Ⅳ	無	有	90	A
13	長○あ○○	女	42	15	Ⅳ	3	2+	3+	73	7.4	1.54	〃	〃	−	Ⅱ	有	有	20	C
⑭	平○恵○○	女	39	7	Ⅱ	3	2+	+	108	6.6	2.15	〃	〃	C	Ⅱ	有	無	40	C
⑮	藤○貞	女	62	3	Ⅱ	2	+	4+	115	7.4	1.24	〃	正常	C	Ⅳ	無	無	40	C
⑯	三○セ○	女	62	7	Ⅳ	1	−	±	24	7.0	1.97	準正常	〃	A″	Ⅴ	有	無	60	A
⑰	峯○庄○○○	男	60	2	Ⅱ	2	+	−	18	7.4	1.72	〃	〃	A″	Ⅱ	有	無	−	B
⑱	村○千○○	女	64	15	Ⅱ	2	±	4+	100	7.0		神経症的	心身症型	AE	Ⅰ	無	有	10	C
19	渡○タ○○	女	69	1	Ⅰ	2	−	±	16	6.6		準正常	正常	AD	Ⅲ	有	無	−	A
⑳	秋○て○○	女	54	8	Ⅲ	2	+	4+	30	7.4	1.44	正常	正常	−	−	無	有	80	A
㉑	風○貞	男	58	5	Ⅲ	2	3+	2+	74	7.2	1.31	−	−	−	Ⅱ	有	無	110	C

RAT ：RA試験
CRP ：C反応性蛋白
TP ：総蛋白
γ-gl ：ガンマ-グロブリン
CMI ：コーネル医学指数
YG ：矢田部・ギルフォード性格検査
MAS ：テイラー不安検査

共同研究者稲垣克彦*博士のクリニック来診患者のうち灸療法の適応を考慮し、患者も希望した21例（**表13**）である。

2) 灸療法の方法

東洋医学的診査法は前のものと同様である。施灸の方法は、隔週ごとに患者の診査をし灸点の移動、刺激量の変更を行い、施灸は患者およびその家族によく指導し、家庭で1日に1回行った。症状が重く、家庭での灸療法だけでは不十分と判断された症例は除外した。

治療点は**図19**（P242）と同様であった。

刺激量が最も注意を要するところであるが、半米粒大以下を原則としてできるだけ小さなものとした。1カ所に3～5壮、1日に1回、週に5～6日とし、施灸の時間は食前後1時間を避け、下肢へのものは就寝前とした。

3) 治療成績および考察

図21は治療期間前後における臨床検査成績である。また、23例中金剤が副作用のために使用不可の症例が13例であった。その結果を**表14**に示した。13例中7例は使用不可であったものが使用可能となり、5例は増量あるいは継続可能となり、2例は変化なしであった。

以上のように、関節リウマチ患者に対して家庭での灸療法により金剤の副作用の予防を行ったが、13例中11例に効果を認めた。また、長尾榮一**も同様の成績を得ている。

金剤の副作用について、橋本明***は適当な休薬期間をおけば再開できる。Smithは副作用のみられた場合の処置として、中毒反応の消失する2～3週間の休薬期間をおくことと薬用量を減らすことを提案している。

---

* 　稲垣克彦：金発疹の対策としての施灸. 日本温泉気候物理医学会雑誌, **42**(3, 4), 1979.
** 　長尾榮一：皮下血行動態と経絡経穴現象. 日本温泉気候物理医学会雑誌, **42**(3, 4), 1979.
*** 　橋本明：*Medicina*, **10**(9), 1973.

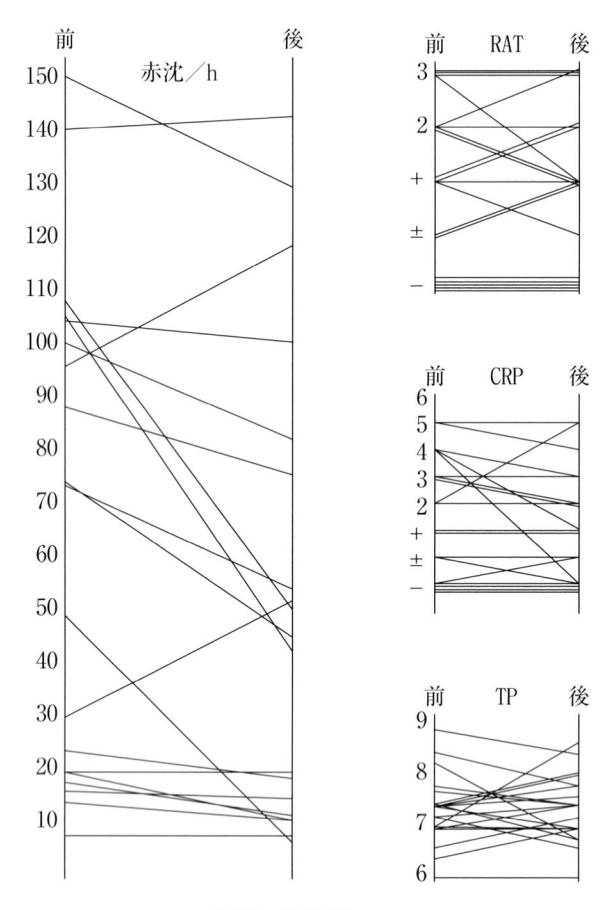

RAT ：RA試験
CRP ：C反応性蛋白
TP ：総蛋白

図21 灸治療対象患者（RA）の治療期間前後における検査所見

表14 灸治療による金剤の副作用予防対象患者*

氏 名	性	年齢	罹病年数	Stage	Class	RAT	CRP	赤沈(1時間値)	TP	γ-gl	金剤の使用	
秋○て○○	女	54	8	Ⅲ	2	+	4+	30	7.4	1.44	皮膚症状のため不可	→ 可能
三○　せ○	女	62	7	Ⅳ	1	−	±	24	7.0	1.97	〃	→ 〃
風○　貞○	男	58	5	Ⅲ	2	3+	2+	74	7.2	1.31	〃	→ 〃
田○ハ○○	女	51	5	Ⅱ	3	−	−	20	7.4	1.52	〃	→ 〃
村○千○○	女	64	15	Ⅱ	2	±	4+	100	7.0		〃	→ 〃
平○恵○○	女	39	7	Ⅱ	3	2+	+	108	6.6	2.15	〃	→ 〃
藤○　貞○	女	62	3	Ⅱ	2	+	4+	115	7.4	1.24	口内炎・眼瞼炎のため不能	→ 〃
織○　節○	女	54	26	Ⅲ	4	3+	3+	104	7.2	1.35	皮膚症状・口内炎あるも使用	副作用なし・増量
石○　き○	女	54	5	Ⅲ	2	±	+	74	8.2	1.73	皮膚症状あるも使用→	皮膚症状軽減・継続可能
沢○　ユ○	女	52	3	Ⅱ	2	−	−	8	7.0	2.24	〃	→ 〃
飯○　富○	女	59	10	Ⅲ	3	±	4+	140	7.8	2.52	副作用あるも使用	副作用軽減継続可能
岩○　婦○	女	51	0.5	Ⅰ	1	−	−	14	8.4	1.65	時々皮膚症状あるも使用	→ 不変
峯○　圧○	男	60	2	Ⅱ	2	+	−	18	7.4	1.72	〃	→ 〃

RAT ：RA試験
CRP ：C反応性蛋白
TP　：総蛋白
γ-gl ：ガンマ-グロブリン

　今回の成績についてもすべて灸療法の効果とは考えられないが、本研究継続中に、痒感皮疹の消失におどろいた数名の患者が、施灸による効果かどうかを確認するために施灸を中止したところ、副作用が出現し、施灸再開により皮膚症状の改善をみたという経験もある。
　このような施灸による効果が、どのようなメカニズムによるものかを臨床的に観察すると、まず食欲不振、便秘、冷え、易疲労性などの不定愁訴が改善さ

---

*　西條一止：慢性関節リウマチに対する鍼灸臨床．日本温泉気候物理医学会雑誌，**43**（1，2）：21-28，1979．

れ、体調が整えられる。体調により種々の中毒、一般薬物による副作用も、出現したりしなかったりするので、体の調子を整えるという灸の非特異的作用が副作用の予防に基本的な要素の1つであると考える。

また、著者らが試みた灸療法の基礎実験において、赤血球の増多、血中総蛋白量の増加、A／G比の減少などをみており、免疫学的に意味のある示唆を受けているが、十分明らかではない。

健康成人男子に、曲池（肘関節部）と足三里（膝関節部）の4カ所に3週間連続施灸した。その胸腹部サーモグラムを検討すると、施灸前において乳房部、臍の両側が局所的に低温であったが、施灸後は平均化されていた。

乳房部、臍の両側の低温部は皮下脂肪の多い部であり、脂肪組織は熱発生をせず、また熱の不良導体でもある。これらのことから考えると、施灸後に皮膚温が平均化されたということは、皮膚自身の血液循環が良くなっているものと考えられる。臨床的には、施灸すると皮膚がすべすべし、きれいになることはいつも経験することであるが、これらは微細循環の改善と細胞機能の亢進により、皮膚組織の生活機能がさかんになり自然療能が高められているものと考えられる。

以上のように、隔週に患者の診察をしながら金療法の副作用予防を目的として家庭での灸療法を実施し、13例中11例に効果があった。

9-1-3 関節リウマチの関節と鍼灸

関節リウマチ患者の関節部の刺激に対する反応特性を観察する目的で以下の実験を試みた。

1) 実験方法

実験対象は、健康成人男女各2名と関節リウマチ患者女子5名（いずれも血沈50㎜／h以下の患者）。実験期間は、昭和51（1976）年10月。

実験の方法は、**図22**に示すように膝関節を実験対象とし、膝関節の膝蓋上部外側に脈波（日本光電KK製反射型光電感容積脈波）ピックアップを置き、膝蓋下部－膝蓋腱の外側を刺激した。なお、一般的な刺激に対する反応性を観察

するために同側示指先からも脈波を誘導した。

刺激は次のとおり3種類試みた。

①熱痛閾値刺激
②熱痛閾値刺激＋温熱刺激
③熱痛閾値以上の刺激＋わずかな温熱刺激

①は、糸状の小さなモグサに点火し熱痛を感じたらすぐに消してしまうもの。
②は、母指頭大のモグサに点火し、熱痛を感じたら除去するもの。
③は、一般的な施灸である。

2) 成績および考察

②の灸は、脈波波高値の増加率が大きく、①の灸は波高値の減少が特徴的であり、③の灸は患者のすべてに行えなかったが、健康者でみると①の灸に比較して刺激直後の波高値の減少、ついで増加が特徴的である。

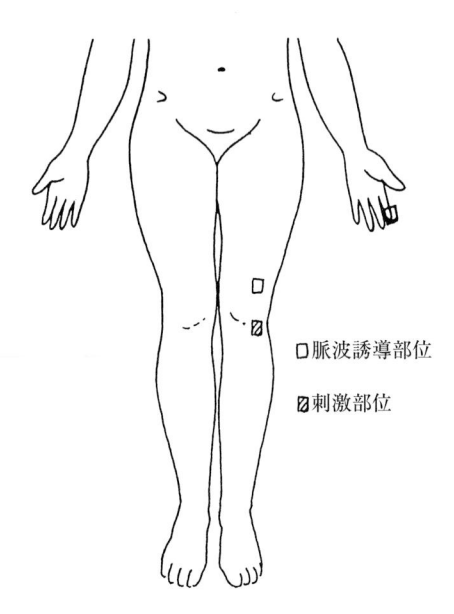

図22 灸刺激・脈波誘導部位

②の灸の刺激直後を見ると（**図23**）、示指の反応は患者も健康者もともに波高値が減少し同様の反応を示した。しかし、膝蓋上部では健康者は減少を示すにもかかわらず、患者では4名までが直後の減少がみられず波高値が増大していた。このことは、関節リウマチ患者の関節局所は、刺激に対する交感神経性血管収縮反応が健康者に比して起こりにくいことを示すものである。

この血管運動神経による循環調節能の低下が、気象の変化による関節の痛み、朝のこわばりなどを引き起こすものと考えられる。

以上のことから、関節リウマチの関節局所治療の目的の1つは血管運動神経

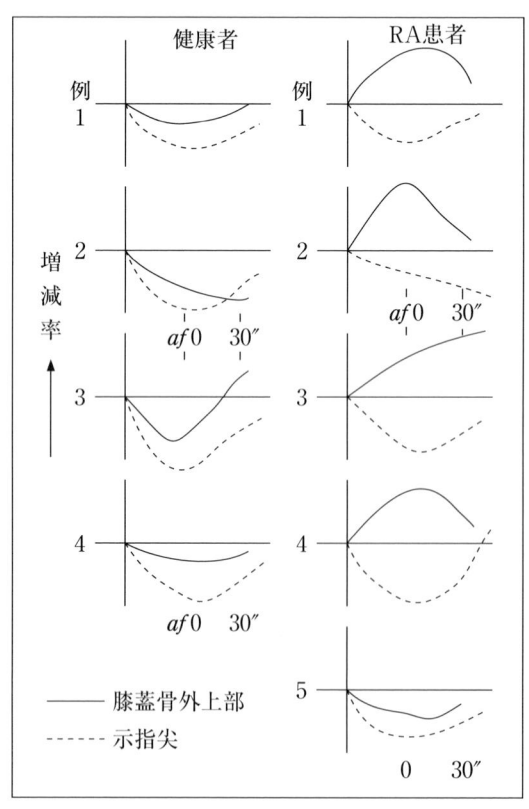

図23　外膝眼－知熱灸による脈波変化
（*af* 0 は施灸直後、30″は施灸30秒後）

性循環調節能の回復を図ることと考えると、そのためには熱痛閾値刺激のみの①の灸が刺激直後の血管収縮反応のみがみられるので望ましいことになる。従来、炎症関節局所の鍼治療は散鍼（1～2mm刺入する）を用いるが、皮膚知覚神経刺激のみを選択的に行う方法として合理性をみることができる。したがって、炎症関節への散鍼、①の灸の行い方も炎症周囲に刺激するが、特に健康な血管反応性の保たれている所（腫れている関節の周縁で腫れていない部）に刺激することが望ましい。

　血管運動反射は両側性に出現するので、古典にみられる巨刺の法（病右にあれば左を刺激し、病左にあれば右を刺激する）は、反応性の正常な部に刺激して反対側にも同様の反応を期待しようとするものとしてリウマチ治療にも応用できる方法の1つであろう。

　また、これらの血管運動反射は交感神経 α 系が主体をなすものである。交感神経の緊張レベルは体位の変換によっても変わるので治療の体位も考慮に入れる必要がある。交感神経の受容体系の機能が高くなる坐位での施灸が望ましい。

　このように、関節リウマチ患者の関節局所には刺激に対する血管収縮反応の低下がみられた。したがって、これを回復するために炎症周縁への熱痛閾値刺激がよい。

9-1-4　総括

　①薬物療法に併用した鍼灸療法を15例に実施した。全身状態の改善、ステロイド剤の離脱あるいは節約という観点から判定し、11例に改善をみた。

　②隔週に患者の診査をしながら金療法の副作用（特に皮疹、口内炎）予防を目的として家庭での灸療法を実施し、13例中11例に効果があった。

　③関節リウマチ患者の関節局所には、刺激に対する血管収縮反応の低下がみられた。したがって、これを回復するために炎症周縁部への熱痛閾値刺激がよい。

　以上、関節リウマチ患者に対する鍼灸療法を試みたが、優れた基礎療法としての効果は十分に期待できる。しかし、リウマチの活動性抑制作用、抗炎症作用には鍼灸による直接効果と考えられるものは明らかでない。したがって、活

動性の高いリウマチはもちろんであるが、薬物療法との併用療法が望ましいと考える。

9-2　関節リウマチの診察

診察については**表15**に示すとおりである。

表15　関節リウマチの診察

- 痛み・腫脹・熱感のある関節の部位
- 関節の変形
- 腹症および背部の所見
  腹証と背部の筋の緊張がほとんどの患者で見られる。
- 圧痛・硬結・筋緊張の分布と性質
  ①罹患関節の周辺
  ②胸腹部、背腰部
  ③罹患関節腫脹の境界
  これらのところを調べる。
- 医学的検査・管理の必要性の有無
  常に必要である。
  活動性、ステージ、クラスの状態を知る。

9-3　関節リウマチの特徴

関節リウマチは、現在は治癒する疾患ではなく、症状が緩解すると表現する。医学的に決め手となる治療法が十分でない。そこで、体調を整える種々の基礎療法が重要な意味をもつ。鍼灸治療は関節リウマチに対する専門的な基礎療法としての意義は高い。特に**本治法-1**、2を中心とした鍼灸治療がその役割の担い手となる。

関節リウマチは、刺激閾値の低い代表的な疾患である。

9-4 運動器疾患

1）関節リウマチの運動療法の考え方

炎症性疾患では、相反性保持機能に異常をきたしやすいので、いずれも治療の難易度が高い。米柴田はその典型例である。

① 関節急性炎症状態を抜き出し、各身状態を接える治療を延ます。
② 現代医学的にどのように治療しても進行を止めるために、いくぶかは運動療法の専門的な対応が必要である。可能な限りの対応をするという意味で活性医療をこの併用というのは重要である。
③ リウマチの活動性が高く間欠であり、血沈値が1時間値で50mm以上を超えるときは厳密に関節包周辺の治療を控え、米柴田−1として寒暖湿、胸腰型の治療を先行する。
④ 標治法としての関節の図的形状に対する治療は、炎症性関節痛のなかでも応用、米柴田−2を行いる有効症の状態を図る。炎症も近接しなければならない症例である。積極関節周囲の腰背部を中心に治療する。

2）膝変形症の実際

● 米柴田

米柴田−1として、寒暖湿、肘疲労、胸腰型の治療を行う。
運搬、労働線の場の緊張を緩めること。腰部に対する治療である。リウマチの活動性が強い場合は小火を用いる方がよい。
上腰に、下腰にリウマチ病状のない部の前後と促所と目的に側差する。

米柴田−2は、外側を用いる。

● 標治法

関節急性炎症に対しては、腫れのある部より少ない関節の項目を用いる。少し子の側側側を毎日行うこと、温度で、炎症状が緩和されている。下腰の関節の突腰は、体も表に付けのがよい。その理由は、日中に行うと運動しながくなり、運動が重ねてくない結果になるごとがあるがらである。

10. 罰より

罰よりは賞が難しいところが多いと思う。とかく「軽視されがち」であるが、普段の収穫は、より「褒める」だけだし、個々の継続的継続機能抑制をつくる。個々応答継続機能抑制は、防衛体力、自然治癒力を低下させるので、このことをし重視する。したがって、賞により褒めることで、重要な治療機会として十分な注意をはらい、災害を受けることができることを最大に理解させる。

賞とりは、疲労しやすい環境という特徴もあるが、疲労感を感じやすい立場もあり、各身体的な体状況の継続的継続を強く受けがちである。多くの場合、各身体からの対応が求められる。また、多くの疾患の病態の1つとして推測される症候がいので、疲労には十分な注意が必要である。ただ、ちょっと風邪がひくような多くは大抵重症にするというものでもない。どのように専門的な検査を行えば十分なのかという判断はそういっては生態ができないように、自分だけが長く疲れているの水準をつけていくかを賞する力を養うことが大切である。

まず、一般的な傾向を含む、個々の症例については、継続的に、但常的に観護を化することと経験の蓄積により、より正確に判断することができる能力が発達することに繋がる。

10-1 貧乏ゆすりの影響

貧乏ゆすりを減らすには、強い意志感覚を維持して頻繁を観察し、わずかな変化の兆しを捉めるには、強い意志感覚を維持しなければならない。強い意志感覚を維持するには、あるがままに感じるために、体力を要するものであり、ある期間に新しい努力が必要である。貧乏ゆすりの持続感は、体力を質とるものであり、トレーニングをしなければならない。一度身についている強い意志感覚の持続は、わずかの努力のスキルを維持することができる。但し終業までされなかった努力によって培われた種々の体の変化を、どのようにかすかな兆候と認識するかによる。

貧乏ゆすりを以下の3つに分け、影響を求める。

① 貧乏ゆすりが原因している：精神的・身体的問題や生活環境により生ずること が多い。
② 確立不全が生じている：自律神経系機能の失調、姿勢が関わっていること が多いと考える。
③ 加齢環境下の程度で貧乏ゆすりが悪くなっている：何らかの疾患の兆 候として出ることが多い。

10-1-1 貧乏ゆすりの所見

貧乏ゆすりの状態について、問診、触診により、以下の点について求め、貧乏 ゆすりの次の①、②、③のように兆候を判断し、治療に応用する。

① いつのようにして起こったか
② どのような経過をたどったか
③ 貧乏ゆすりの最も強いのはどこか（貧乏ゆすりの範囲）
④ 貧乏ゆすりを訴える頭の状態
・痺いが、痛くないか、重苦しい、動悸痛の兆候によるかすかなれがあるのか
（病位、ろうな状態を貫えるかと調整する）
・主候、動悸のあり方と性質（実患としての主候は、虚状としてのろりに多い）
⑤ 頭、耳、その他の動悸痛の状態と兆候、体幹の状態

10-1-2 その他の症状

① 自覚症状：原因疾患があって症状の1つとして出てくるかどうかのみならず、刺激が重要である。
② 他覚症状：全身の衰弱感、圧痛、発赤分布のほか、体温、血圧、脈拍、体重についても観察する。

10-2 予測される原因

① 上肢、肩甲部の痛み
② 全身衰弱：体調の不調
③ 緊張、恐怖など
④ 精神疾患
⑤ 労働のリスクの問題
⑥ 症状としての訴え

10-3 医学的検査の必要性の有無

現時点でこりを考えられるものについては問題はない。
症状としてこりについては、どのような疾患がありうる状態が考えられるかを検討し、医師の診察を観る。

① 医学的検査の必要のない場合：筋疲労や重度筋鍛錬によるものなどや性格の医学的処置が必要ないもので、すぐに医療機関に対する医学的処置が必要であり、症状としてのこりに対する治療を求めているものがある。
② 医学的検査を観る場合：自覚的・他覚的に何らかの症状があり、その症状に対する説明がつかない場合、他覚の説明がついていないが、短期間に出てくるような変化を示している場合がある。

10-4 熱傷治療

10-4-1 目どの熱傷治療の考え方

目どの状態の違いにより熱傷治療の違いには下の3つがある。

① 熱傷受が残っている目どり：目どり腐の強い側に対する横洗浄を主とし、本洗浄を従とする。
② 体液循環が主と考えられる目どり：本洗浄を主とし、目周所に対する横洗浄を従とする。
③ 刺激閾値が低下して、目どり感が痛くなっている目どり：本洗浄を主とする。

10-4-2 熱傷受が残っている目どりの熱傷治療

1) 熱傷受が残っている目どり治療の考え方

● 横治療
① 熱傷受を緩める。
② 血液循環を良くする。

● 本治療
① 腹根・脊柱両側
② 炎症としての疲労の強い部
③ 個体の特徴として体質的に疲労しやすい部
④ 精神的疲労の蓄積がある場合は、精神的疲労に対する治療を応用する。

⑤ 本治療一2

2) 熱傷受が残っている目どり治療の実際

● 横治療
① 従来通り、背上部、背中間部の目どりを目安する部に刺鍼し、雀啄を行う。
繰繰が強いときはゆっくりした運度を行う。10分ほどで運鍼するもよい。最も繰
繰が強い部を対象に低周波通電療法を行うもよい。

②運薬の併用は、効果的である。
③患者の治療を受ける体位は固定である。しかし、喘ぎにつながる腰、臀部が硬直になることが多いように体位を調整させておいて、側臥、運動等を行い姿勢を軽減させるようを行う。

● 本治法
①本治法－1は、脊柱面側、腹根が中心である。上・下肢に経絡、穴え、等の経状態が多えるときは末治療の対象である。
②本治法－2は、分圏を用いて行うのがよい。

○ **使用する薬灸**
温熱薬灸、運動薬灸と、穴薬を刺激する物理療法を併用する。

○ **本治療・灌情の点接および灸灼**
①与圧経絡と灌情が、被灸灼者こりを起こしていることが多い。よく問題して押圧等図んることが大切である。
②与こりの周因となっている経情が灌情で捉えることのできるものは灸灼を検討することが大切である。
③経絡要因となどころができているものもある。その場合には、できる限り持続的経灸を行う工夫をする。このことは極めて大切である。

○ **薬灸自身ができること、家族でできること**
与こりは誰もが日常的にある運えである。日常的には、適度な運動をように与こりは経かに起こる方が逃えられる。目常的にしなければならない。日常の姿勢、状況、布り、未来自身で対処できるようにしなければならない。日常の姿勢、状況、布り、きき与を考慮し、薬灸自身と家族できることを、どのような細方があり、何が可能かを検討する。目周囲の細の運動と体育のリスを上手につくることが大事な世帯である。

○ **治療計画**
現在のこりを経験治療で改善し、薬灸自身で繁度である症状と
こりの細かさで、未来自身がこりで可能を目立てることが可能につける計画を立てる。

260 第2章 老年的災害医療

10-4-3 体液循環が活発となる場合の随伴治療

1) 体液循環が活発となる場合の治療の考え方

● 本治療
① 腰椎と手technological前側の治療：腰椎の治療は、腹壁の状況を図る（過緊張、虚弱、圧痛など）。虚弱として緊張をとる、圧痛の状況を図る。
② 個体の特徴として体質的に疲労しやすい類の緊張を緩め、圧痛の状況を図る。
③ 精神神経労の緊張がある場合は、精神的疲労に対する治療を応用する。

④ 本治療ー2
● 標治療
周りの状態としては、体液循環が上その側の緊張が混在しているので、側の緊張を緩める。腹部の状況を行う。腸や血管の生動奇的リズムを整え、ここが密接し、運動をとしてその機能が改善するようにする。標治は、体の状況の良まる場所で行う方が効果的である。

2) 体液循環が活発となる場合の治療の実際

本治療ー1を順位で行い、次いで立位で標治療ー2を行う。
標治療は、周りの腹の周辺を重点的に行う。運動を主とする。他同波頻通電療法は、長時の立で、谷点、比較を用い1Hz、15分間行う。
全身的に血管運動神経機能を高める目的で、灸甲経表の以ない強さを行うのもよい。

○ 併用する療法
　速度方運動療法
○ 乗車員をできること、家で出できること
　① 生活りズムを規則正しくすること。
　② 速度方運動方がん式運動である。

10-4-4 症状としての痛みに対する薬物治療

知覚閾値が低下しても目じり感が強くなっている目じり、ここで扱う。

1) 症状としての痛みに対する治療の考え方

① 標治療：筋緊張が高まっており、体液循環が悪をよくする目じりの標治療を、目じりの状態に応じて行う。

② 疼痛を、目じりの状態に応じて行う。

心身状態を良好に維持することが重要である。

③ 疼痛に対する治療：疼痛に対して薬物治療効果を期待できる場合は、疼痛に対して、鎮痛を、本治療を行う。

④ 疼痛に対する漢方医学的対応への対応

2) 症状としての痛みに対する治療の実際

疼痛の治療とは別に、疼痛に対する漢方医学的対応に問題を起こさないよう配慮した治療を行い、漢方にある程度軽減させることができる。向かいの疼痛により圃場中の漢本がどのような対象となる。病状により、頻繁書、疼痛そのものに対する注意などが大切である。治療は、本治療を中心に、ごく軽い標治療を行う。

262 第2編 漢方的治療題

おわりに

水害により長期浸水被害を経験し、経験医療の業務を生かした医療活動を救援派遣期間中、被災医療を継続重点病院を維持し、そこに集いたったままの治療が実際医療大学附属福島労災病院を業務している。運搬のある方は是非読んでいただきたい。災害時医療は、信頼性が高い。自然災害では、未来に継続的な対応をする医療にとるものである。電気、水に、医療性を良く「引き出している」と考える。実際に医療しているこの問題点が災害の翌日、疲労感がある上達えるか等がある。医師間連携重要発を用いたく治療の量である。継続的な対応をしているために医療の量が多くなりがちであるとともに環境にする。時間を短縮する。戦略を可能な限り

< するなどの工夫が必要である。 >

全体の低下している機能を表現する M5（$y = x^8 - 5$）の例事があるし、災害はある、運搬を継続のることに目を奪われがちだが、現代人は機能を低下させている部分がかなりあるらしい手段を選択している。M5

○ **使用する薬剤**
応急薬を配慮した運搬薬、入浴浴を。

○ **患者自身でできること、家庭でできること**
小水泡のような重症急性疾患は、包所の所助、鎮痛の防止、包所の循環を維持することで、生体の自然治癒力により回復する。しかし、慢性的疾患、長期間を要する疾患は、患者自身の目症状に対する理解と対処が極めて重要である。個々の疾患の情報と良き対処の仕方を導ばなければならない。

○ **治療計画**
短期的には、目こりの状態によって治療計画を立て、長期的には、患者の状態により計画する。

を用いる職員が多くなりつつある。
　本書にいう災害時は、決して発災したときではない。避難所が常態化してしかりいかとたちから発災の実態を通じてさらに未来にしたものに発意されてたい。災害の時は、避難災害時発災の時である。発災の、避難所の中心ふには、M4にに関連被災者を伴う。ここで述べている災害体の中心ふは、M4にに関連大切にさせたい。ここで述べている災害状態の中心ふは、M4にに関連達するこの時間が稼ぎらんた。M5は、気軽に開放置発体の災害で被災達するこの時間が稼ぎらんた。M5は、気軽に開放置発体の災害で被災に行げばたいのではないという意識と、過去に伴う一丸避難を即位で的間被災運離する者も小さいという意識を、過去に伴う一丸避難を即位で的間被災のこというと心的越現運重災害、自律神経機能の愛慮しかすさなあり、特定の民族をつくるのではないというところに習選する。M5にM6にはり、生体反反応の方向性を選択できるようにみがけるためである。基盤のもしたりに避難．
　本書の災害権の特徴は、何といっても「身体の目線の生組みを用いた経験医療の真槻を生かした科学的避難状の特徴は、何といっても「身体の」（伝える）ことださかとする災害状況の真槻を生かした科学的避難権」をして。「（伝える）ことださかとする災害状権」をしている。「（伝える）ことださかとする災害権」である。

　集あって国立大学で日本の避難災害の中心で仕事をさせていたたいた明治の時代に避難災害を業務検有に側度化するためにた民共同事業化しまった。ことは、経難医療の真槻を種方込め、避難を重案態化してしまった。明から八十年を経て、経避難医療の真槻を枕学的に捉え、科学的な観点にたった「避難災害」が誕生しうになっている。日本の避難災害者を再現してさあまでしたあ災、感謝の気持ちでいっぱいである。

そのように「（伝える）」ことださかとである。

文献一覧

（西條一止・鍼灸研究の資料）

臨床研究

1) 芹澤勝助・西條一止：慢性関節リウマチに対する鍼灸治療（第1報）．医道の日本，34(4)：3-20，1975．
2) 芹澤勝助・西條一止：慢性関節リウマチに対する鍼灸治療（第2報）．医道の日本，34(7)：16-33，1975．
3) 西條一止：慢性関節リウマチに対する鍼灸臨床．日本温泉気候物理医学会雑誌，43(1・2)：21-28，1979．
4) 西條一止：脳神経外科領域のペインクリニックと鍼灸療法—最近の麻酔科の新しい傾向，医道の日本，40(8)：4-18，1981．
5) 鈴木修・西條一止：泌尿器系疾患に対する鍼灸臨床．医道の日本，40(4)：4-15，1981．
6) 西條一止：鍼灸療法による臨床効果．医道の日本，41(10)：19-28，1982．
7) 磯野哲和・西條一止：腰痛症に対する鍼灸療法の文献的研究．医道の日本，41(6)：6-14，1982．
8) 西條一止：鍼灸療法による反復性急性中耳炎の予防に関する臨床的研究（第1報）．全日本鍼灸学会雑誌，31(4)：372-380，1982．
9) 西條一止：神経因性膀胱炎に対する鍼灸および気海兪置針通電刺激療法の臨床的研究．全日本鍼灸学会雑誌，32(2)：40-46，1982．
10) 西條一止：気管支喘息の発症分布に関する臨床的研究，心身医学等基礎研究．7(2)：19-24，1983．
11) 西條一止：慢性情性関節炎に対する鍼灸治療．日本臨床麻酔学会会報，23：193-198，1984．
12) 西條一止：鍼灸療法による反復性中耳炎の予防に関する臨床的研究（第2報）．全日本鍼灸学会雑誌，34(1)：8-14，1984．
13) 西條一止：鍼灸療法による反復性中耳炎の予防に関する臨床的研究（第3報）．全日本鍼灸学会雑誌，34(1)：15-22，1984．
14) 吉川康十・西條一止：気管支喘息の呼吸リズムを応用した低周波鍼通電重畳療法の臨床研究．医道の日本，43(11)：7-15，1984．
15) 西條一止・他：泌尿器系の機能障害に対する鍼灸療法による治療効果．全日本鍼灸学会雑誌，33(3)：285-292，1984．

16) 兼松 一・西條一止：姿勢変化の体表所見と鍼灸治療の効果の検討―起坐上困の胸腹温と睡眠・鎮静、鎮痛、および冷足病の皮膚温について、日本温泉気候物理医学会雑誌、54 (3)：178-190, 1991.

17) 菽藤修・西條一止：老人に対する鍼灸治療の効果、東洋療法学校協会学会誌、17：109-128, 1994.

18) 西條一止・七堂利幸・津谷喜一郎：腰痛に対する鍼灸とその関連療法、骨・関節・靱帯、7 (5)：553-562, 1994.

19) 西條一止：痛みと鍼灸の②頭痛、漢方医学の新知識（からだの科学増刊）：145-148, 1995.

20) 西條一止：閉眼障害に対する鍼灸療法の効果、日本温泉気候物理医学会雑誌 55 (1)：38-40, 1991.

21) 西條一止・他：不登校児の鍼灸治療、医道の日本、55 (2)：19-24, 1996.

22) 西條一止・潼田稔美子：治療直後効果と持続としての鍼灸治療効果に関する基礎、より治療の臨床的効果に関する実証研究報告書（厚生省保健医療局企画課）、1998.

23) 西條一止・他：不登校児患者に対する新しい鍼灸療法プログラムの試行例、臨床の手技、27 (2), 2002.

● サーモグラフィを中心とした研究

1) 西條一止：皮膚温分布と経絡、経穴現象、日本温泉気候物理医学会雑誌、39 (3・4)：1-96, 1976. (学位主論文)

2) 西條一止：東洋医学におけるサーモグラフィの応用、東京教育大学教育学部紀要：195-209, 1976.

3) 西條一止：経穴とサーモグラフィの相関、麻酔・鍼灸、8 (2)：10-11, 1976.

4) 西條一止・他：A Thermographic Study on Acupuncture Anesthesia、心身医学雑誌研究、1：27-36, 1977.

5) 西條一止：サーモグラフィのあらまし、日本電子工ニュース、18 (4), 1978.

6) 西條一止・菽藤修：鍼単麻区人皆手の左右皮膚温分布の予測変動、Biomedical Thermography, 6 (1)：43-45, 1986.

7) 示達慶助・西條一止：赤外線 thermography による TSAブラスターの温度校正等の検討について、麻酔と臨床、12 (10)：7-18, 1978.

8) 菽藤修・西條一止：慢性疼痛の撲滅に向けて—東洋医学、Thermology, 12 (3)：

9) 菽藤修・西條一止：慢性疼痛の撲滅に向けて—東洋医学、Thermology, 13 (2)：145-153, 1992.

10) 菽藤修・西條一止：慢性疼痛の撲滅に向けて (3)—東洋医学とサーモグラフィ、77-82, 1993.

Thermology, 14(2):131～149, 1994.

● 自律神経機能を中心とした研究

1) 西條一止・他：人体における体性—心臓反射．理療の科学，7(1)：10-15，1979.

2) 西條一止・他：針灸林業術予備教育課程用「図」経穴の科学的実証および実施源の確認に関する研究，昭和医教育叢書：410-420．445-455，1986.

3) 西條一止：鍼灸と自律神経反射（1）．日本鍼灸治療学会誌，29(2)：14-21，1980.

4) 西條一止・他：鍼灸と自律神経反射（3）．全日本鍼灸学会雑誌，31(4)：342-349，1982.

5) 矢野忠・西條一止：鍼刺激による心拍減少反射における自律神経作用．全日本鍼灸学会雑誌，34(3・4)：37-42，1985.

6) 西條一止：鍼灸による自律神経反射．日本温泉気候物理医学会雑誌，53(1)：36-37，1989.

7) 呉鴻・西條一止：鍼刺激による心拍減少反射と自律神経機能．東方医学雑誌，6(1)：33-41，1990.

8) 西條一止：刺鍼操作の自律神経反射．現代東洋医学，12(2)：126-128，1991.

9) 西條一止：体位変換による米核頻度変動の変化．筑波大学心身障害学研究，2：33-45，1978.

10) 森政幸・西條一止：深呼吸，見ることによる瞬時呼吸数の心拍数に及ぼす影響について．心身障害学研究，4(1)：1-6，1980.

11) 西條一止・他：鍼灸と自律神経反射（2）．日本鍼灸治療学会誌，30(1)：36-43，1981.

12) 森政幸・西條一止：深呼吸，見ることによる米核頻度変動の変化．心身障害学研究，5(2)：91-97，1981.

13) 西條一止・他：鍼刺激による体性—自律神経反射の臨床的研究（屈曲・伸展検査を中心に）．理療の科学，8(1)：7-12，1981.

14) 西條一止・他：鍼灸刺激が自立機能に及ぼす影響（1）．全日本鍼灸学会雑誌，32(2)：24-33，1982.

15) 森政幸・西條一止：発声有声音の心拍数，脈波に及ぼす影響について．心身障害学研究，6(2)：127-132，1982.

16) 西條一止・他：鍼灸刺激が自律神経機能に及ぼす影響（2）．全日本鍼灸学会雑誌，33(2)．169-176，1983.

17) 西條一止・他：生体リズムを活用した新しい疾患治療法について．直キ接性

18) 蘆澤修・西條一止：目動・他動体位変換と心拍数の変化，立位の姿勢，自律神経系メモリ機能現象性，V-A7：534-541，1984.

19) 西條一止・他：メモリ現象の目律神経機能を指標としたメモリ現象機能に関する研究，自律神経，23(5)：361-366，1986.

20) 西條一止：揉みの鍼灸療法．Clinical Neuroscience，7(9)：80-82，1989.

21) 西條一止：鍼灸による自律神経反応，直立体性定位姿勢メモリ現象機能発現．

22) 西條一止・他：メモリ現象の目律神経機能を指標とした鍼灸療法に関する研究，直立体性定位姿勢メモリ現象機能発現，Ⅲ-B(2)-1：325-330，1989. 634-636, 1989.

23) 西條一止・他：鍼刺激による心拍，血管系の反応について—血圧・心拍数・脈波・皮膚温の変化．Biomedical Thermology，11(2)：50-53，1991.

24) 西條一止・他：低出力レーザー刺激による心拍数・末梢循環の反応．Biomedical Thermology，11(2)：54-57，1991.

25) 西條一止：心相数の変化で観察できる自律神経機能状態，あくもり．2(10)：1-8，1992.

26) 西條一止・他：The neural mechanism of the response in heart rate induced by acupuncture. New Trends in Autonomic Nervous System Research, 594, 1991.

27) 西條一止・他：Reflex regulation of renal sympathetic nerve activity after somatic afferent stimulation. New Trends in Autonomic Nervous System Research, 593, 1991.

28) 矢野忠一博：心臓よりズムを指標とした物理刺激の生体反応に関する研究（1），心身医学研究．4(2)：41-44，1980.

29) 西條一止：鍼灸刺激で誘発される生体の目律神経系・内分泌系・免疫系反応及びそのメカニズム解析．束京慈恵東医学会誌研究報告書（平成3年度分），1991.

30) 西條一止・他：心相数で観察できる自律神経機能状態，養護の科学．16(1)：1-7，1992.

31) 西條一止・津嶋山洋・蘆澤修：メモリ現象の目律神経機能を指標とした鍼灸研究，直立体性定位姿勢メモリ現象機能発現，平成3年度研究業績集，271-275，1991.

32) 西條一止：日本の温泉地療養と鍼灸治療，手技療法，確庫と湿泉．FORUM'92：44-49，1992.

33) 西條一止・蘆澤修・津嶋山洋：メモリ現象の目律神経機能を指標とした鍼灸研究，直立体性定位姿勢メモリ現象機能発現，平成4年度研究業績集，296-302，1992.

34) 西條一止：手掌鍼電気刺用子治療器（1）．医道の日本，52(11)：6-10．1993．
35) 西條一止：鍼による全体性の治用．日本医事新報，3627：122-124．1993．
36) 西條一止：脈診と鍼灸治療．図説臨床医学，23(11)：1613-1616．1993．
37) 西條一止：手掌鍼電気刺用子治療器（2）．医道の日本，52(12)：37-42．1993．
38) 西條一止：手掌鍼電気刺用子治療器（3）．医道の日本，53(2)：55-59．1994．
39) 篠原昭二・西條一止・他：部門六鍼刺激中での心拍変化．日本温泉気候物理医学会雑誌，57(2)：135-141．1994．
40) 西條一止：気をさぐる—鍼と一緒—．東洋療法学校協会学会誌，17：81-88．1994．
41) 西條一止：手掌鍼電気刺用．日本鍼灸学会誌，20(2)：12-19．1994．
42) 西條一止・他：鍼灸治療の理論と実際．Dementia, 8(3)：238-247．1994．
43) 西條一止：生体反応からみた鍼刺激と鍼灸療法．RAIRA, 3：97-116．1994．
44) 西條一止・他：鍼灸を科学するⅡ（自律神経系と鍼灸メカニズム①）．からだの科学，179：119-123．1994．
45) 西條一止・他：経臨医療の水準を解明する研究．東洋医学系専門学校協会学会誌，東京科学，180：108-114．1994．
46) 西條一止・他：鍼灸を科学するⅢ（自律神経系と鍼灸メカニズム②）．からだの科学，TSUKUBA, 33：5-7．1994．
47) 西條一止：東洋医学—いま科学からのアプローチ．Science & TECHNONEWS 雑誌, 5(1)：8-13．1994．
48) 佐藤優子・西條一止・他：胸腔刺激の内臓機能に与える影響．日本手技療法学会
49) 西條一止：鍼灸の科学．Sports medicine, 16：30-42．1995．
50) 西條一止：鍼の治療器としての可能性と持続鍼灸、直流特性発振系スモン調査研究班、平成6年度研究報告書：426-429．1995．
51) 西條一止・他：スモン患者の自律神経機能を指標とした鍼灸治療に関する研究、直流特性発振系スモン調査研究班、平成6年度研究報告書：195-196．1995．
52) 西條一止：自律神経機能を指標とした鍼灸治療の実際．現代東洋医学，16(4)：146-149．1995．
53) 西條一止：痛みと鍼灸②頭痛．漢方医学の新知識（からだの科学別冊）：145-148．1995．
54) 西條一止：鍼の治療．大人のキッズと臨床・医学，医道の日本，54(11)：7 -13．1995．
55) 西條一止：東洋医学（鍼灸）と自律神経．Journal of Clinical Rehabilitation, 4 (12)：1142-1146．1995．
56) 西條一止：閉経後における鍼灸療法の効果．日本温泉気候物理医学会雑誌，55

57) 西條一止：鍼の治効：大人のメカニズム臨床の実際（2），医道の日本，54(12)：7-17, 1995.

58) 西條一止・他：経穴経絡医術の針灸，全日本鍼灸学会雑誌，45(3)：177-191, 1995.

59) 西條一止：鍼灸の治効メカニズムに関する研究，長春針灸学術研究会平成6年度研究発表会，7：485-490, 1994.

60) 西條一止：Science of Acupuncture Technique. *The 8th Int'l Congress of Oriental Medicine* : 48-50, 1995.

61) 西條一止・他：気管支喘息の鍼灸治療，医道の日本，55(2)：19-24, 1996.

62) 西條一止・他：アトピー性皮膚炎の鍼灸治療，医道の日本，55(3)：23-27, 1996.

63) 西條一止：どこからが医術——生体機能を主体とする治療，日本東洋医学会雑誌，1996.

64) 西條一止：鍼灸麻酔の針灸学，春・陽気・鍼灸，9(9)：981-990, 1996.

65) Kazushi Nishijo・Hidetoshi Mori・Keishi Yoshikawa・Kazuhiro Yazawa : Decreased heart rate by acupuncture stimulation in humans via facilitation of cardiac vagal activity and suppression of cardiac sympathetic nerve. *Neuroscience Letters*, 227 : 165-168, 1997.

66) Kazushi Nishijo : Scientific acupuncture for low back pain and sciatica (Presidential Guest Speaker). *International Society for the Study of the Lumbar Spine*, Singapore, 1997.

67) Tim Hideaki Tanaka・Gerald Leisman・Kazushi Nishijo : The Physiological Responses Induced by Superficial Acupuncture : A comparative Study of Acupuncture Stimulation During Exhalation Phase and Continuous Stimulation. *International Journal of Neuroscience*. 90(1-2), 1997.

68) 西條一止・藤原俊・北井香・木村友昭・澤田桂美子・津嘉山洋・金正彦・井上雄文・廣川博子・樋口陽一：スモンによる末梢性知覚鈍麻の開発——経絡的鍼灸療法と科学的鍼灸療法の構築，直を呈性患者通スモン調査研究班平成8年度研究報告書，1997.

69) 西條一止・藤原俊・北井香・木村友昭・澤田桂美子・津嘉山洋・井上雄文・廣川博子・樋口陽一：スモンによる末梢性知覚鈍麻の開発——経絡的鍼灸療法と科学的鍼灸療法の構築，直を呈性患者通スモン調査研究班平成9年度研究報告書，1998.

70) 西條一止：鍼灸臨床と鍼灸学——生体反応の起きる変化からみた東方医学，伴道雑誌春季，14(2)：1-11, 1998.

71) Tim Hideaki Tanaka・Gerald Leisman・Kazushi Nishijo：Dynamic Electromyographic Response Following Acupuncture：Possible Influence on Synergistic Coordination. *International Journal of Neuroscience*, 95：51-61, 1998.

72) 田中秀樹・西條一止：ダイナミックEMG活動への鍼刺激の影響．全日本鍼灸学会雑誌，48（2）：1-15, 1998.

73) 小林瞳・野口栄太郎・大野文雄・佐藤優子・佐藤雅雄・西條一止：鍼刺激による自律神経系反応の反射様相の検討．全日本鍼灸学会雑誌，48（2）：16-25, 1998.

74) 西條一止：胸痺／毛細血管痙攣発症例に用いるアロマタッチ療法．*aromatopia* 9（2）：66-71, 2000.

75) 西條一止・澤田格美子：廃用性に対する治療重視的鍼灸治療とした鍼灸術効果．骨粗鬆症ジャーナル，13（6）：641-646, 2000.

76) 西條一止・他：伝統鍼灸を現代科学から出会い．日本伝統鍼灸学会雑誌，26（1）：38-44, 1999.

77) 西條一止・鑑別／鑑毎／著：鍼灸臨床の針灸学．医歯薬出版，2000.

78) 西條一止：自律神経刺激に認図的，積極的に関ること学術鍼医療の特徴．日本及欧米伝統鍼灸学会雑誌，46（1）：1-8, 2000.

79) 西條一止・鑑修：万能つぼ穴練習サイエンド．ASKII, 2001.

80) 西條一止・他：人工医療気法の自律神経機能に反ぼす影響．日本温泉気候物理医学会雑誌，63（2）：91-96, 2000.

81) 西條一止：鍼灸研究30年よみきえれの出会い．全日本鍼灸学会雑誌，52（4）：379-403, 2002.

82) 西條一止：鍼の生体反応と自律神経．日本神経，40（1）：20-26, 2003.

83) 西條一止：臨床鍼灸学を核く．医歯薬出版，2003.

84) 西條一止：毛体の調節力（自然治癒力）を高める鍼灸療法．日本東洋医学会雑誌，55（2）：237-244, 2004.

85) 西條一止：臨床気管治療学．第1版，医歯薬出版，2005.

86) 西條一止：鍼灸治療の効果は身体の伝統医から考える．国際鍼灸医学会雑誌，Vol.No. June, p 86-91, 2009.

87) 西條一止：毛体の目的的作用反応に用いる鍼灸，物理療法一名人の技から科学的手法へ．日本温泉気候物理医学会雑誌，第73巻第1号：p5-8, 2009.

88) 西條一止・他：冷えと外来．医歯薬出版，2010.

89) 西條一止：鍼が自律神経に反ぼす影響について．日本東洋医学会雑誌，第62巻第3号：p 460-466, 2011.

索 引

(名十音順)

●欧 文●

Laségue徵候 194
M5, M6 は運藝使用ができる 76
POジション腕橈 34

●和 文●

あ 行

朝起きる時間を決める 4
アドソンテスト 222
アトピー性皮膚炎 165
あんまの特徴 27
円運動下頸椎 63
──の活用 72
──の腱反射における意味 63
──,橈そすり反射 73
医師による医療の必要性の判断 39
維持療法 37
Ⅰ Hzパルス刺激の反応 66
いわゆる 154
運動機 225
運動掃,骨とに対する 47
運髓獨反応 71
脊柱側彎症 236
伸手の腱膜 43
重心 137
落ちる込む 154

か 行

懷胎学的,生理学的立場からの視診時に 24
過外転テスト 223

稼学的原発性の原経 52
稼学的取り組み方の心 53
下肢伸展挙上テスト 194
風邪 109
肩こり 256
──の腱反射 99
──,喉薬痛が溜まっている 259
──,体液循環不全を生ずる 261
──に対する腱反射,症状として 262
──の腱反射 259
がた 165
関節腔内腱反の意生 233
関節リウマチ 240
関節痛 226
感覚性の化組み方 40
起床喘息 112
──棒の手順 75
──と姿勢・低周波激遇通電灸 64
──の鍼灸 99
操作したい反応が起こるなら如方を
くろ 72
橈機的ユニット 25
垂木的鍼灸と鍼灸の実際 89
垂木的鍼灸の体系 81
垂木的鍼灸症,81, 82
垂木的鍼灸症の目的と手順 82
急性腰労に対する鍼灸 182
急性痛痛に対する鍼灸 200
鍼灸薬の特徵 22

あ

看護方針等の経時 28
準看護師指示アセト 194
刺手の延髄 43
30分で行う神経評価 97

う

相互作用の特徴 27

お

刻底期の局所区分 71
刻底期の速眠視反応 71
刻底期の局所区分 44
刻底期のらせん区分 71
刻底と横刀刺激時の自律神経反応の違い 15
刻底の深度の意味 59
刻底の順序による工夫 74
刻底反応の強さ 73
刻底部位を選ばない 73
刻底部位を選ぶ 73
刻底について 42
刻底による国交神経反応の化強力 14
刻底流、後刻・序言・先反の 69
刻底縁等の地序 44
啄素反応 24
刻底としての特徴 22
刻底による体位とリズムを回調 68
序反における刺反権 99
突反と交感神経 13
目律神経活動 12
──と後木的刺激権の体系 81
──と刺激権の実際 87

か

口角 137
更年期障害 144
口臭 137
貧血症 122
看護前提、訴えに対する 46
局所区分 71
固所症状として現れる刺激 57
巨黎の弁 253
近接に対する対策 151
脇刺激による刻底神経を通じた子に対し 151
種配 58
健康教起運動 147
──の刻底権 98
胸筋 225
脳の通敏難を経和し、血液循環を良くする 59
刻底局所作用 56
神経・筋への深刻 59
脇麻酔に併用した汎用麻酔 245

け

経験医者への発語 1
経験医者への発語 8, 68
経麻胸痛 210
洞腹麻生反アセト 194
穏神経間阻害 218
脳脊椎起権の悼を続の傾向 211
月経痛 144
下痢 136
奉引テスト 223
甲申下筋への刻底 95
接草 176

こ

効果からの特徴 22
交感神経電の活動を活性する 70
交感神経電を高める 69
交感、交位、立位が 66
交感神経反応 59, 60
──と体位 60
──の特徴 59
──を起こす刺激権の特徴 59
交感・副交感神経電のバランス 75

自律神経系緊張症に用いる発末的治療薬 91
自律神経力 60
目律の力を支配とする脳冷神系 4
目律のリズム 2
――の乱れ 3
――を支配とする生体系 4
目律神経経機能状態、投化への 56
目律神経経機能を方向づける治療 68, 69
目律神経受動機能 155
目律神経紀を基本とした気法の随床 58
斜角筋症候群 222
主題に対する治療 85
種々の場え、病床に対する治療の組み立て 100
症状から治療への発想 64
初期治療 28
皮膚不應 134
鍼灸治療とヨガ 35
鍼灸治療の特徴 22
鍼灸治療の評価法 35
鍼灸に応受を誘発医学の影響 39
鍼灸の扶持化と専業 11
鍼灸の近代化医学化 10
鍼灸の臨床種速 53
誰よく知る為には自身を知ること 54
神経核 155
神経核 154
心身症 155
心臓に対する治療 117
人体がもつ目律のリズム 2
身体的疲労に対する治療 178
身体に強度を蓄積をつくる 7
身体に強度を蓄積を緩める 7
身体の比較バランス臨床的生体反応 13
身体の「ゆがみ」 5

た
第一次接受麻痺 8
体位の活用 70
第三次接受麻痺と待ち化 11
代替医療のトリック 12
代替医療はプラセ米効果か 12
第二次接受麻痺 10
大腸の麻痺 96

ち
鍼膜他感による生体防御機構の刺激 55
鍼膜他感のあるとないとでは 80
起皮麻痺 97
即時効果プレキーの治療 106
側頭伏での顆形麻痺 95
――上順からの親位診形 25
膝膝経系系 25

て
――の強きの順序 74
全身反応 71
伽痩について 43
伽痩 140
脊髄神経経の原位反応症 195
度 108
生体への刺激 44
生体の調知力を最大限する治療報位 24
72
生体に目律神経機能の方向性を与える
生体機能を主体とする経験的医者 11
生体機能に方向性を与える反応 53, 68
生体機能と薬による医学介回 13
種神片念 154
種神疲労に対する治療 181
と
メン 157
動物 146

す・せ

あ行

日常生活能力の障害におけるランク 34
日本の医療保険事始 8
——と科学化 8
日本人の健康感 4
日本の医学事始 10
日日の予後の特徴 10
投薬 238
臨床科学書 164
は行
パーキンソン病 157
腹痛 225
腹部触診 84, 91
腹部深部触診 92
——の弾発痛と腸雑音 93
——の臓器触知と腹部腫瘤 92
暮らしぶり 105
幕末 105
服薬の特徴 22
腹部診察：6つのステップ 54, 55, 59
ふ
ふえ 165
非特異的炎症徴候 50
——と感染防止 50
——と痰炎症徴候 50
発熱 185
放屁・排気器の漏え 141
放尿・尿下組織への浸潤 59
糜爛炎 79
糜爛 176
糜爛回復の糜爛療 98
ふ
圏在胸神経機能を要める 69
圏在胸神経障害 61, 62
——と異症, 体位 62

か

知覚検査 194
新約ギリシャ人 82
診察ギリシャ人の可能性 76
中国古代医学から近代医学体系への移行 11
中腰動動画 96
眼球運動 49
長時間を浮き用する診察 70
診察順における小さな工夫 33
診察計画 36
診察部位の必要な最小限の範囲 22
診察点選択の工夫 23
診察に必要な姿勢は体位内にある 69
診察に必要な姿勢は出しやすい姿勢 69
〈2診察〉 85
診察に必要な位置を引き出す手 69
診察の順序 21
診察の順序，診察と未消化 79
診察の減圧と医師 30
診察の項目 28
診察の様性反応 81

2・と

低血圧 129
低関係運動亢進 47
低関係運動亢進症 70, 86
——, 即位序での 70
——, 包摂での 86
——, 臥位序での 69
低カルバーゼー活性 49
瞳孔 120
漢昆について 43
東洋医学の裏性と現代的方健康 78

あ行

揚げも通常のパターン　87
あまい　153
目の疲れ　150
腰かけ　137
6つの×2＝12人、それぞれの特徴　71
耳鳴り　153
慢性腰痛に対する気功法　204
慢性疲労に対する気功法　183
未病併発障害者に対する気功法　118
マッサージの特徴　27

ま行

水泳法　79
睡眠の質の解明　69
瞑想　136
運動しがちをつくる　7
――の気功法　66
豊頬法　110
――の気功法　66
片運動　148
変形性膝関節症に対する気功法　228
変形性股関節症　227

へ・ほ

物理的刺激による基礎的生体反応　13
物理的刺激と生体反応　68
歩行　154
腹脹疹表　194
不整脈　120
浮腫　120
腹部刺激　83，94
腹部腹腰感　137
――を起こす刺激の特徴　62
――の特徴　61

か行

わが国の医学事情と気功法の変革　10

か

助詞テスト　223
膝球から45の刺激、6つの×4＝12人　52
リンパドナインの区別　61，72
リンパドなしの区別　61，72
立位バランスを整える　96
リンク看護　33

ら行

ライドテスト　223
子供の刺激　32
子供の睡眠　32
助ちう状態　154
腰痛者の腰痛的問分布　197
腰痛者の腹床状態・日差の代表状況　197
――の気功法　97
――と半身　188
――と目覚まし思　189
――とその時間　188
腰痛　188
揺るぶり区は　73

索 引　277

【著者略歴】

西 慎一

1938年　　鯖江市に生まれる
1965年 3月　東京教育大学教育学部理療科教員養成施設卒業
1971年 4月　東京教育大学教育学部附属盲学校理療科教諭助手
1976年 4月　筑波大学講師
1979年 2月　筑波大学助教授
1987年10月　筑波技術短期大学教授
1999年 4月　筑波技術短期大学学長
2003年 4月　筑波技術短期大学名誉教授
2003年 4月　新潟医療福祉大学健康科学部教授
2006年12月　日本広域医療福祉大学院大学学長
2011年 4月　宝塚医療大学学長

現在に至る

1977年　医学博士（東京大学）

東京都の母校「鍼臨医療専攻科」，筑波大学，筑波技術短期大学における持続的教育から鍼灸の科学化，鍼灸の標準化，鍼灸教育の科学化を目指す．
著書「臨床鍼灸治療学〈上〉医歯薬出版」，論文多数．
他，日本鍼灸学会等顧問
全日本鍼灸学会理事長
日本温泉気候物理医学会名誉会員
日本サーモロジー学会
現在，広報担当〈上市市在住

ISBN 978-4-263-24052-6

臨床鍼灸治療学　第2版

2005年 7月10日　第1版第1刷発行
2007年 2月10日　第1版第2刷発行
2013年 3月 1日　第 2 版第 1 刷発行

著者　西　慎一

発行者　太田康平

発行所　医歯薬出版株式会社

〒113-8612 東京都文京区本駒込 1-7-10
TEL. (03) 5395-7641 (編集)・7616 (販売)
FAX. (03) 5395-7624 (編集)・8563 (販売)
http://www.ishiyaku.co.jp/
郵便振替番号　00190-5-13816

乱丁，落丁の際はお取り替えいたします．

印刷・NPCコーポレーション／製本・永美堂本店

© Ishiyaku Publishers, Inc., 2005, 2013. Printed in Japan

本書の複製権・翻訳権・翻案権・上映権・譲渡権・貸与権・公衆送信権（送信可能化権を含む）・口述権は，医歯薬出版（株）が保有します．

本書を無断で複製する行為（コピー，スキャン，デジタルデータ化など）は，「私的使用のための複製」など著作権法上の限られた例外を除き禁じられています．また私的使用に該当する場合であっても，請負業者等の第三者に依頼し上記の行為を行うことは違法となります．

<JCOPY> <(社) 出版者著作権管理機構 委託出版物>
本書を複写される場合は，そのつど事前に，(社) 出版者著作権管理機構 (電話 03-3513-6969，FAX03-3513-6979，e-mail : info@jcopy.or.jp) の許諾を得てください．